醫道傳承

中國醫家及醫籍

周佳榮 ▉著

U0063862

中華書局

序　　　　　　　　　　　　　　　　　　　　　　　　　9

第一章　考古與傳說：醫藥的起源和創始

【年表】 遠古時期事項　　　　　　　　　　　12
第一節　伏羲氏：針灸之術的濫觴　　　　　　13
第二節　神農氏：「農業之神」和「藥王」　16
第三節　黃帝：中國醫藥學的創始人　　　　　17
第四節　苗父和巫咸：遠古時期的巫醫　　　　19

第二章　先秦時期：醫學理論的萌芽

【年表】 夏商及西周時期事項　　　　　　　23
第一節　酒與湯劑：百藥之長和水藥　　　　　24
第二節　周代四科：最早的醫學制度　　　　　26
【年表】 春秋戰國時期事項　　　　　　　　27
第三節　醫緩與醫和：並稱「和緩」　　　　　28
第四節　秦越人：世稱扁鵲的神醫　　　　　　29
第五節　《黃帝內經》：醫經名著　　　　　　32
第六節　《神農本草經》：藥物學經典　　　　38
第七節　《難經》：奠定脈學的基礎　　　　　40
第八節　秦漢古墓出土醫藥文獻　　　　　　　41
第九節　中國古代養生之道　　　　　　　　　48

第三章　秦漢三國：醫學的奠基時期

　　　　　【年表】　秦朝、西漢及新朝時期事項　　54

第一節　淳于意：診籍（醫案）的創始者　　55

第二節　蘇耽：「橘井泉香」的由來　　59

第三節　義姁：中國史上最早的女侍醫　　59

　　　　　【年表】　東漢及三國時期事項　　61

第四節　涪翁和郭玉：漢代的針灸學家　　62

第五節　壺翁與韓康：東漢的民間醫生　　63

第六節　華佗：後世尊奉為「外科始祖」　　64

第七節　張機（仲景）：後世尊為「醫聖」　　68

第八節　董奉：「譽滿杏林」的由來　　73

第九節　秦漢時期的養生之道　　74

第四章　兩晉南北朝時期：醫學規模的宏備

　　　　　【年表】　西晉和東晉時期事項　　78

第一節　王叔和：奠定脈學診斷的基礎　　78

第二節　皇甫謐：促使針灸學理論系統化　　80

第三節　葛洪：道教名醫及煉丹家　　82

第四節　劉涓子：外科治療承先啟後　　85

　　　　　【年表】　南北朝時期事項　　86

第五節　陶弘景：系統整理本草學　　87

第六節　秦承祖：醫學教育的創始者　　89

第七節　雷斅：藥物炮灸學專家　　90

第八節　兩晉南北朝時期的養生之道　　91

第五章　隋唐五代：醫學的輝煌時期

【年表】　隋朝及唐代前期事項　94

第一節　太醫署：政府醫藥機構　94

第二節　巢元方：隋代太醫博士　96

第三節　孫思邈：「大醫精誠」　98

第四節　武則天時期的侍御醫　103

【年表】　唐代後期及五代時期事項　105

第五節　王燾：保存古代醫藥文獻　106

第六節　鑑真：東渡日本講經和治病　108

第七節　宇妥·元丹貢布：藏族醫學家　109

第八節　藺道人：撰寫骨傷科專著　113

第九節　隋唐時期的養生之道　114

第六章　兩宋時期：醫學的普及發展

【年表】　北宋時期事項　118

第一節　設立校正醫書局和官辦藥局　120

第二節　藥物學和方劑學的發展　123

第三節　王惟一：鑄造兩座針灸銅人　128

第四節　峨眉山人：最早發明種痘法　130

第五節　錢乙：兒科之鼻祖　132

第六節　唐慎微：總結藥物學成就　136

【年表】　南宋時期事項　138

第七節　宋慈：世界法醫學權威　139

第八節　陳自明：奠定婦產科基礎　142

第九節　兩宋時期的養生之道　144

第七章　金元時期：醫學理論的創新

　　　　　　　【年表】　金朝時期事項　　　　　　148

第一節　劉完素（河間）：首倡火熱論　　　　148

第二節　張元素：開創易水學派　　　　　　151

第三節　張從正：治病必須攻其邪　　　　　153

第四節　李杲（東垣）：脾胃學說的奠基者　　156

第五節　王好古：注重傷寒陰證研究　　　　159

　　　　　　　【年表】　元朝時期事項　　　　　　161

第六節　朱震亨：丹溪學派的創始者　　　　162

第七節　元代各科醫家群像　　　　　　　　166

第八節　滑壽：著名的針灸家　　　　　　　170

第九節　元代的養生之道　　　　　　　　　172

第八章　明朝至清朝中葉：醫學的繁榮和穩定

　　　　　　　【年表】　明朝時期事項　　　　　　176

第一節　明代編修的醫學著作　　　　　　　178

第二節　萬全（密齋）：著名兒科醫學家　　180

第三節　明代溫補三大家　　　　　　　　　182

第四節　李時珍：著《本草綱目》　　　　　186

第五節　明末清初醫家群像　　　　　　　　187

　　　　　　　【年表】　清朝前期至中葉事項　　　191

第六節　明清外科三大學派　　　　　　　　192

第七節　清代著名醫家群像　　　　　　　　195

第八節　清代大型醫學叢書　　　　　　　　202

第九節　明清時期的養生之道　　　　　　　206

第九章　近代以來：中醫的轉型和復興

　　【年表】 近代時期事項　　　　　　　　　210

第一節　孟河醫派與滬港名家　　　　　　　216

第二節　中西醫匯通學派醫家　　　　　　　222

第三節　醫校、醫學辭典和叢書　　　　　　225

第四節　近代中醫名家群像　　　　　　　　231

第五節　來華西教士與早期西醫　　　　　　234

　　【年表】 現代時期事項　　　　　　　　　237

第六節　現代中醫名家群像　　　　　　　　239

第七節　現代中國的醫學發展　　　　　　　243

第八節　近現代中醫史學家與醫史著作　　　245

　　　附錄一：中醫藥名數及集稱　　　　　256

　　　附錄二：中草藥的命名類別　　　　　258

　　　附錄三：數字命名中藥及方劑　　　　260

　　　附錄四：歷代醫家字號及別稱　　　　261

　　　附錄五：歷代醫籍簡稱及別稱　　　　267

　　　主要參考書目　　　　　　　　　　271

表解目錄

表 1	九針的形狀和用途	15
表 2	四診法的簡要說明	33
表 3	人體與自然界的五行歸類	35
表 4	新出土簡帛醫籍一覽	47
表 5	四大醫典的簡要說明	69
表 6	《傷寒雜病論》的傳承	79
表 7	金元四大家的學術理論	163
表 8	明代溫補三大家	185
表 9	明清外科三大學派	195
表 10	輯自《永樂大典》的唐宋醫籍	204
表 11	中西醫匯通學派醫家	225
表 12	近代三大中醫史著作	248

中國醫學的發展與學術文化息息相關，是中國史的重要組成部分，自《史記》開始，歷代正史之中，都有醫家傳和醫籍介紹，保存了不少經驗心得和文獻材料。然而近代以來，由於學問分科，治史者往往忽略醫學知識，治醫者又不甚注重史學淵源，醫學與史學未能聯貫起來，以致中國醫學史研究難以發揮其應有的作用。

思想家、政論家指出：如欲滅人之國，必先去其史。同樣道理，如欲滅人之醫，亦必先去其醫史，近代中醫就曾遭到巨大的打擊。事實證明，中國醫學對醫療衛生有重大貢獻，自古以來的中醫文化對人類生活起着積極作用，今後還可以發揮更大的影響。中西醫匯通也好，調和也好，結合也好，能夠各展所長，肯定對人類未來的前景是有益的；以研習歷史為職志的人，在醫學史探究方面必須有更多的參與，歷史學始能更見完善。

大約在二十年前，筆者編寫了一冊《中國醫學史辭典》，在這方面尚屬草創；其後又從事幾項醫學史專題研究，包括《從常州到滬港：孟河醫派的興起與中西醫匯通》、《從西醫至中醫：近代中國留日醫科學生研究》，

及撰寫論文〈中醫藥在香港早期醫院的應用——以東華三院為研究個案〉等。考慮到普及知識的重要性，近日寫成這冊闡述中國古今醫學的書，以介紹醫家和醫籍為主要內容，力求深入淺出，希望能夠在醫學與史學之間、學術與文化之間多建一道橋樑，盡點心力。治病救人是醫家的職志，治史者應致力繼承古來「正史」為醫家立傳的優良傳統。

　　書中所涉及的藥物、處方和治療方法等，有的已年代久遠，不一定符合現代標準，僅供研讀醫史時參考，未經專業醫師鑑定，切勿用於臨床。中國醫學博大精深，筆者學識所限，論述如有未盡妥善之處，敬請專家學者見諒及不吝賜正。近來筆者對中外醫學文化交流興趣較大，期待他日或有所成。是為序。

周佳榮謹識

2023 年 6 月 12 日

　　中國的先民在悠長的歲月中，創造了遠古文化。人類對火的認識和使用，經歷了相當長的歷史階段，後來發明人工取火的方法，燧人氏「鑽木取火」的傳說，正是這一歷史事實的反映。有巢氏教民構木為巢，棲身於樹上，免遭野獸侵襲，又可遮擋風雨。後來從穴居野處發展到建造房屋，改善了生活條件。神農氏嘗百草，反映了人們最初對藥物的認識，是在尋找食物的過程中發現並逐漸積累起來的，所謂「醫食同源」就是這個道理。

　　傳說中，伏羲氏教民結網捕魚，歷史上一般把他視為原始畜牧業時期的代表，嘗味百藥而製九針。神農氏教民農業生產，被視為原始農業時期的代表。後世將現存第一部本草著作託名為神農氏所作，命名為《神農本草經》。原始醫療工具砭石亦於此時產生。

　　黃帝是五帝之首，在傳說中是中國醫學的創始者。

他有一班通曉醫藥的臣子，黃帝常向岐伯、雷公等人詢問有關醫藥問題，後世因而有託名的著作如《黃帝內經》、《雷公藥對》等，並將中醫學術稱為「岐黃之術」。僦貸季是傳說中最早的醫家，將醫術傳授給岐伯。黃帝的臣子中，還有桐君、伯高、鬼臾區、俞跗、少俞、馬師皇、少師等醫家。

苗父和巫咸的事跡，佐證了「醫巫同源」的說法，上古的「巫醫」，是原始醫學的起源之一。當時巫在社會上有權威性的地位。人們相信疾病是由於鬼神或祖先作祟引起的，往往依靠巫的祈禱活動去治病消災，巫有時也使用一些藥物治病。到了西周時期，巫和醫基本上已經分業；戰國時的著名醫家秦越人（扁鵲），就已強調「信巫不信醫不治」的觀點。

▼ 年表 ▼　遠古時期事項

舊石器時代
• 約 170 萬年前至 69 萬年前，原始人已能製作比較粗陋的石器工具。
• 約 170 萬年前，元謀人（雲南）出現。
• 約 80 萬年前至 65 萬年前，藍田人（陝西）出現。
• 約 69 萬年前，北京人（北京）出現。
• 在元謀人、藍田人、北京人遺址中均發現用火痕跡。
• 約 20 萬年前至 5 萬年前，發明人工取火，傳說燧人氏「鑽木取火」。逐漸產生原始熨法和灸法。
• 約 1 萬 8 千年前，山頂洞人（北京）已能製作骨針，用於縫製獸皮禦寒；骨針也可以作為原始醫療之用，如破癰、排膿、放血等。

（續上表）

新石器時代
<ul><li>約 1 萬年前至公元前二十一世紀，已能製作比較精細的石器工具，出現砭石。</li><li>村落形成，馴養動物和種植植物。</li><li>人們從採集食物的過程中，逐步發現了一些植物藥。</li><li>傳說神農氏嘗百草。</li><li>人們學會製作陶器，改善了飲食衛生。</li><li>在改善衣食和居住的過程中，醫藥逐漸發展起來，人們懂得使用骨針和砭石，認識了更多藥物。</li><li>出現巫醫。</li></ul>

⫴　　第一節　伏羲氏：針灸之術的濫觴　⫴

一、神話傳說中的遠古帝王

　　伏羲氏是東夷人的祖先，相傳他教民結網，打獵捕魚，歷史上一般把他視為原始畜牧時期的代表人物。伏羲氏又畫八卦，創造了文字符號。

　　魏晉時期皇甫謐的《帝王世紀》說伏羲氏「嘗味百草而製九針」。針灸之術，最早起源於伏羲氏。早期的針是骨針，後世才用金屬製的針具。此外，也有關於伏羲氏「嘗草治砭」的說法，反映了原始時代發現藥物和使用砭石的情況。

二、針灸的起源和療法

　　針灸是針灸療法的簡稱，起源於原始社會中的砭石、火烤等療法，是中醫傳統醫療方法。在《靈樞》

中，已載有經絡、穴位、針灸方法；最早使用針灸治病並取得顯著療效的病例，見於《史記》的〈扁鵲倉公列傳〉。

針灸療法是運用針法、灸法兩種治療疾病方法的合稱：「針法」是用金屬製成的針具刺入人體的一定穴位，並運用操作方法，以調整營衛氣血；「灸法」是用艾絨搓成艾條或艾炷，點燃後溫灼一定穴位的皮膚表面，以達到溫通經脈、調和氣血的目的。中醫臨證治療時，針法和灸法經常配合使用。

三、九針和砭石的用途

九針是九種針具的總稱。據《靈樞》的〈九針十二原〉篇所載，九針的形狀和用途各有不同，計有鑱針、圓針、鍉針、鋒針、鈹針、圓利針、毫針、長針、大針，是歷史上最早的金屬醫療工具（表1）。現時常用的針具，有毫針、三棱針、皮內針、梅花針等。

砭石又稱「箴石」，起源於新石器時代，是最古老的楔形石塊醫療工具，主要用來砭刺患處或穴位，以治療各種疼痛及排膿放血等。砭石的形狀必須適用於穿刺或切割，或有鋒，或有刃，古來稱有鋒的為「針石」，而稱有刃的為「鑱石」。其後逐漸為金屬製成的「九針」所代替。

四、「三皇」的傳說

《韓非子》〈五蠹〉載：「上古之世，人民少而禽獸

表 1　九針的形狀和用途

	名稱	形狀	用途
1	鑱針	頭部臌大，末端尖銳	用於淺刺，治皮膚病
2	圓針	斜體如圓筒狀，末端卵圓	用於按摩穴位，以治療肌肉病
3	鍉針	粗大而鈍圓	用於按壓，以治療血脈病
4	鋒針	末端鋒利	用於刺血
5	鈹針	末端如寶劍形，兩面有刃	多用於外科
6	圓利針	狀如馬尾，又圓又尖	用於急性麻痺症
7	毫針	細小	用於針刺人體穴位，是最常用的一種
8	長針	細長	用於深刺以治療坐骨神經痛等
9	大針	粗大	多用於治療全身水腫等症

眾，人民不勝禽獸蟲蛇，有聖人作，構木為巢，以避群害，而民悅之，使王天下，號之曰有巢氏。民食果蓏蚌蛤，腥臊惡臭而傷腹胃，民多疾病，有聖人作，鑽燧取火，以化腥臊，而民悅之，使王天下，號之曰燧人氏。」火的應用，結束了茹毛飲血的時代。有巢氏、燧人氏及教民耕種的神農氏，就是上古傳說中的「三皇」。

‖ 第二節　神農氏：「農業之神」和「藥王」　‖

一、神話傳說中的遠古帝王

　　相傳神農氏使用一種神奇的「赭鞭」（赤褐色的鞭）抽打百草，使之各自呈現出本性，然後根據這些草藥的不同性味來治病，於是就開始有了醫藥。後世尊神農氏為「醫藥之神」、「藥王神」，或稱「藥王」。

　　神農氏又發明木製耒耜（耕地用的農具），教民耕種，所以他又有「農業之神」的稱號，是原始農業時期的代表人物。《神農本草經》是後人託神農之名而作的醫書。

　　一說神農氏即炎帝。《通鑑外紀》說，相傳「古者民有疾病，未知藥石，炎帝始味草木之滋……嘗一日而遇七十毒，神而化之，遂作方書，以療民疾，而道醫立矣。」清代陳元龍撰《格致鏡原》說，神農氏遇毒，「得茶以解之」，當時茶被用作草藥，有解毒的作用。

二、「本草」是中藥的統稱

　　本草之名，始見於公元前一世紀。《漢書》的〈郊祀志〉載，西漢成帝時，於公元前 31 年（建始二年）罷免「本草待詔」（掌管醫藥之官）等七十餘人。

　　古代的藥物有植物、動物、礦物，其中以草類居多，故名「本草」。後來記載中藥的書籍亦稱為本草，如《神農本草經》、《新修本草》等。

❧　相 關 人 物　❧

僦貸季：傳說中最早的醫家

　　僦貸季是神農氏時期（一說黃帝時期）的人，擅長觀察病人氣色，以切脈來診斷病情，又用調和了的藥劑及按摩方法為人治療疾病。僦貸季是見於記載的最早醫家，他將醫術傳授給岐伯，後來岐伯常與黃帝討論醫理，把師傳發揚光大。

　　《素問》載岐伯說：「色脈者，上帝之所貴也，先師之所傳也。上古使僦貸季理色脈而通神明，合之金木水火土，四時八風六合，不離其常，變化相移，以觀其妙，以知其要。欲知其要，則色脈是矣。」《路史》亦說：「神農命僦貸季理色脈。」

　　色脈合參是推斷病情的方法，在辨證過程中，把脈象和病色的變化互相參照，進行分析綜合和推斷病情。肝受病色青，心受病色赤，脾受病色黃，肺受病色白，腎受病色黑。色脈診的提法，始自《內經》的《素問五臟生成篇》，有「能合脈色，可以萬全」的記載。

第三節　黃帝：中國醫藥學的創始人

一、華夏族的共同祖先

　　黃帝是傳說中的遠古帝王、五帝之首，是部落聯盟領袖，後世尊為華夏族的共同祖先。相傳他酷愛醫藥，常與臣子岐伯、伯高、少師、少俞、雷公等一起討論，因此後世認為醫學的起源和發展始於黃帝，視他為中國醫藥學的創始人。《帝王世紀》、《通鑑外紀》等古代文獻，都有相關記載。

　　後世託名黃帝著述的醫籍很多，有《黃帝內經》、《黃帝外經》、《黃帝八十一難經》等。

二、岐黃之術：黃帝問，岐伯答

　　岐伯是傳說中的上古醫家，是黃帝的臣子，黃帝稱他為「天師」，世稱「岐天師」。相傳黃帝與岐伯等討論醫藥，以問答形式寫成現存最早的醫學經典《黃帝內經》（此書實為後人偽託）。《帝王世紀》說：「黃帝使岐伯嘗味草木，典主醫藥、經方，本草、素問之書咸出焉。」後世稱醫學為「岐黃之術」，業醫者為「岐黃傳人」，譽高明醫家為「岐黃再世」，即源於此。

☯　相 關 人 物　☯

伯高：輔助黃帝詳論脈經

　　伯高是傳說中的上古醫家，是黃帝的臣子。他精針灸術，與岐伯齊名，輔佐黃帝詳論脈經，窮究義理。

鬼臾區：輔助黃帝發明五行

　　鬼臾區是傳說中的醫家，是黃帝的臣子。《古今醫統》記載，他輔佐黃帝發明五行，詳論脈經，問對難經，究盡義理，以為經論。

俞跗：治病多用外科手術

　　俞跗相傳善醫術，是黃帝的臣子。他為人治病，多採用外科手術，不只體表切割手術，還會做腹部手術。其弟少俞的醫術亦多相同。

少俞：精針灸術

　　少俞是傳說中的上古醫家，是黃帝的臣子。他的醫

術多與其兄俞跗相同，亦精針灸術。

桐君：民間奉為「藥王」

桐君是傳說中的上古藥學家，世稱桐君老人，是黃帝的臣子。他從事採藥，多識草本、金石性味，定三品藥物，立君、臣、佐、使醫方理論。著有《採藥錄》，後世已不傳。民間奉桐君為「藥王」，並立祠紀念。浙江桐廬縣境內的桐君山，據說就是以他的名字命名的。

雷公：精於針灸湯藥

雷公是傳說中的上古醫家，是黃帝的臣子。黃帝常召他討論醫理，《黃帝內經》內的〈著至教論篇〉和〈示從容論篇〉等，均以黃帝問、雷公答的形式編述，反映出雷公諳熟醫理，精於針灸湯藥。

後世託雷公之名而編著的醫書，有《雷公藥對》、《藥性炮製》等。此外還有一些以雷公命名的藥物，如雷公藤、雷公頭（香附）、雷公墨等。

馬師皇：黃帝時的獸醫

馬師皇是傳說中的上古醫家，是黃帝時的獸醫。據《列仙傳》記載，他擅長為馬診症，治之輒癒。

少師：黃帝的臣子

少師相傳是黃帝的臣子。《靈樞》中有黃帝問於少帝的記載。

　第四節　苗父和巫咸：遠古時期的巫醫

一、苗父：傳說中上古苗黎族的民間巫醫

苗父的事跡，見於《說苑》、《韓詩外傳》和《古今圖書集成》〈醫部全錄〉等書中。據載，苗父給人治

病時，用菅做成席子，用槁草扎成狗，面向北祈禱，講
十句話，於是一些攙扶着或被抬着來的病人，都平復如
故。有些學者認為，這是一種原始醫學的萌芽，用祝
禱、符咒等方法來治病，叫做「祝由」。

二、巫咸：相傳是帝堯的醫生

巫咸，相傳是帝堯時的臣子，是帝堯的醫生。能用
祈禱的方法延長人的福分，治癒人的疾病；他還有「祝
樹樹枯，祝鳥鳥墜」的能力。

三、古代的「巫醫」：原始醫學的萌芽

《山海經》、《呂氏春秋》等書中，都有關於「巫
醫」的記載。巫醫是指以畫符、念咒、祈禱等方法治療
疾病的人，有時也兼用一些藥物，是鬼神致病等思想的
產物。

有一種觀點認為「醫源於巫」，醫學史上曾有過醫
巫混雜的階段。最早時的「醫」字，從「殹」從「巫」，
就是這個階段的反映。據《說文解字》的闡釋，「「殹」
表示「病聲」，即患者痛苦的呻吟；上古初民，就是
靠「巫」解除痛苦。至西周時期，巫和醫基本上已經分
業了。

第 二 章

先秦時期：醫學理論的萌芽

夏代（約公元前 2100 年—前 1600 年）、商代（約公元前 1600 年—前 1027 年）、周代（約公元前 1027 年—前 256 年）是中國最早的三個朝代，並稱三代，合共一千八百餘年，是儒家所說的理想社會。

周代分為西周（公元前 1027 年—前 771 年）和東周（公元前 770 —前 256 年），東周又可分為春秋（公元前 770 年—前 476 年）和戰國（公元前 475 年—前 221 年）。《周易》、《尚書》、《詩經》、《周禮》和《山海經》等古代文獻，反映了西周至春秋時期醫學發展的概況。這時期的人們，對疾病的認識較殷商時期有了明顯的進步，例如認識到熱病、昏迷、浮腫、逆產和不孕等病症，並且有固定的病名。

在臨證治療方面，食療、藥療、酒劑、針刺火灸等皆已廣泛應用。西周時期的醫生，已認識到醫治局部的

同時，還要調治全身氣血和臟腑功能，並且有了一套攻補兼施治療外科病的方法。除藥物外，有針灸、按摩、導引等等。至於這些治法的起源，《黃帝內經》說：「砭石從東方來，毒藥從西方來，灸焫從北方來，九針從南方來，導引按摩從中央來。」各個地區和多個民族的醫藥經驗，綜合形成了醫療系統的雛型。

《易經》之中，已有「能協於天地之性，雖得疾病，常可不死」的養生思想。春秋末年一些思想家的著作，如老子的《道德經》、孔子的《論語》等，都有一些關於養生之道的論述。老子觀察嬰兒的特點，是天真無知無欲，沒有成人的複雜情緒和眾多欲望，柔弱而又充滿生機，而謂「人之生也柔弱，其死也堅強；萬物草木之生也柔弱，其死也枯槁」。生物強壯是走向衰老的開始，所以致力柔和、消除雜念，即「恬淡虛無，少思寡欲」，是後世養生家所推崇的一種養生思想。

孔子思想的核心是「仁」，以忠恕之道處理人際關係，使自己處於最佳的精神狀態，機體的各種防衛功能都可得到加強。孔子強調淡泊名利，要有恬靜的心態，生活簡樸，《論語》說：「飯疏食飲水，曲肱而枕之，樂亦在其中也。不義而富且貴，於我如浮雲。」人們要在起居、飲食、勞逸等方面注重保養，不同年齡的人也有分別：「少之時，血氣未定，戒之在色；及其壯也，血氣方剛，戒之在鬥；及其老也，血氣既衰，戒之在得。」得就是貪求的意思。

　　周代已出現專職醫生，並且有最初的醫學分科，各有職責範圍，是醫學發展到一定水平的表現。當時還建立了比較完備的醫療制度，有利於醫藥經驗的積累和提高。醫學逐漸從宗教性的巫中分離出來，從而走上獨立發展的道路。

▼ 年表 ▼　夏商及西周時期事項

夏朝（約公元前 2100 年至前 1600 年）

- 已經掌握了釀酒技術。

商朝（約公元前 1600 年至前 1027 年）

- 創製酒劑和湯劑。傳說在商代初期，伊尹開始使用湯液治病。
- 已出現疾病名稱和症候，有疾首、疾目等二十餘種，以及除蟲、洗澡、洗臉等記載。
- 開始用艾灸、針刺、藥物、按摩治病。
- 注意環境和個人衛生，出現地下排水管道。

西周（約公元前 1027 年至前 771 年）

- 《詩經》、《山海經》中記載了多種藥物。
- 《周禮》中記載周代有食醫、疾醫、瘍醫、獸醫等醫事制度，醫學開始分科，出現專職醫生，建立醫事管理和考核制度。
- 《周禮》中記載了四時流行病和「五毒」之藥。
- 開始應用望診、聞診和脈診，是中醫診斷的開端。
- 治病採用食物或藥物療法。

Ⅲ　　　**第一節　酒與湯劑：百藥之長和水藥**　　　Ⅲ

一、少康：傳說中發明釀酒的人

少康是夏朝中興的君主。姒姓，仲康之孫，夏后相之子。他尚未出生，父親就被寒浞殺死，母親懷孕逃奔娘家有仍氏；少康幼時在母家生活，長大後為有仍牧正，逃奔有虞為庖正。後來得到同姓部落的幫助，殺死寒浞，恢復夏朝，史稱「少康中興」。

少康即杜康。《世本》（雷學淇輯本）說「杜康造酒」，又謂「少康作秫酒」。秫即黏高粱，多用以釀酒。《說文解字》曰：「古者少康初作箕帚秫酒。少康，杜康也。」

二、伊尹：創湯液的大臣

伊尹是商初大臣。姓姒，名伊，尹是官名；一說名勢。相傳他是有莘氏女的陪嫁奴隸；擅長烹調，商王湯用為小臣，後來加以寵信，任以國政。伊尹幫助湯打敗夏桀，建立商朝。

魏晉時期皇甫謐《針灸甲乙經》的序言說：「伊尹以亞聖之才，撰用神農本草以為湯液。」後世因而有「伊尹創湯液」之說。伊尹是一個廚師，善於烹調，並根據他的豐富經驗，創製了湯劑。

《呂氏春秋》的〈本味篇〉中，記載了伊尹曾以醫理與湯王討論治國之道，他說：「用其新，棄其陳，腠理遂通，精氣日新，邪氣盡去，及其天年。」有謂醫食

同源，了解食物性味，轉而用來調治疾病，是合乎情理的。

三、酒和湯劑的作用

酒的起源很早，從野果或穀物的自然發酵而形成的天然酒，到發明人工釀酒，以及酒成為人類生活中的一種主要飲品，在歷史上留下了許多傳說。酒在商代的社會生活中，也用於祭祀和醫療。

酒有通經活絡、令人精神興奮的作用，也有驅寒散瘀、麻醉鎮痛或消毒殺菌的作用。酒又有發揮和溶媒的性能，所以後世成為常用的溶劑，並且用來加工炮製藥物，因而發明了藥酒。在甲骨文中發現的「鬯其酒」，是目前所知關於藥酒的最早記載。《漢書》中稱酒為「百藥之長」，和「醫」字從「殹」從「酉」的結構，都在不同程度上反映了酒與醫藥的關係。

「湯液」即「湯劑」，又稱「水藥」，是中醫臨證用藥的主要劑型之一。一般認為湯液創製於商代。商以前，人們習用單味藥，且用重劑，副作用較大。隨着用藥經驗的積累，進入商代後，出現了湯液，將所選用的多種藥物混合煎煮，用於醫療，是中醫方藥學的一大進步。

近年在醫史學界中，出現了認為湯液並非「湯劑」，而是「五穀之液」的一種觀點，源於《素問》〈湯液醪醴論〉，也有一定道理，作為「五穀之液」的酒，在古時就是作為藥物使用的。

ⅠⅠⅠ　　第二節　周代四科：最早的醫學制度　　ⅠⅠⅠ

一、古代醫學分科的開始

中國到了周代，已經建立起較為完整的醫政組織和相當嚴格的考核制度，對後世醫學的發展起着積極的促進作用。據《周禮》〈天官〉記載，當時的宮廷醫生分為食醫、疾醫、瘍醫、獸醫四種：

一、食醫 —— 相當於現代的營養醫生，主要負責管理帝王等的飲食衛生。《周禮》〈天官〉載：「食醫，掌和王之六食、六飲、六膳、百羞〔饈〕、百醬、八珍之齊。」

二、疾醫 —— 相當於現代的內科醫生。《周禮》〈天官〉載：「疾醫，掌養萬民之疾病。」

三、瘍醫 —— 相當於現代的外科醫生。《周禮》〈天官〉載：「瘍醫，掌腫瘍、潰瘍、金瘍、折瘍之祝藥劀殺之齊。」

四、獸醫 —— 治理牲畜疾病的醫生。《周禮》〈天官〉載：「獸醫，掌療獸病、療獸瘍。」

周代四科是歷史上最早的醫學分科，反映了當時的醫學已發展到較高水平。

二、周代醫政機構的設置

《周禮》〈天官〉載：「醫師掌醫藥之政令，聚毒藥以供醫事。凡邦之有疾者，疕瘍者造焉，則使醫分而治之。」醫師總管醫藥行政，又設士、府、史、徒等專職

人員，各司其職，協助醫師進行衛生行政管理。醫師負責對醫生的年終考核，根據他們診治病人的療效判定等級，「十全為上，十失一次之，十失二次之，十失三次之，十失四為下」，並以考核結果確定其級別和俸祿。

《周禮》〈天官〉又載：「凡民之有疾者，分而治之，死終則各書其所以入於醫師。」這是最早關於病歷紀錄和死亡報告的文獻記載，足見周代在醫事制度方面已初具體系。

▼ 年表 ▼　春秋戰國時期事項

東周前期──春秋（公元前 770 年至前 476 年）

- 醫學開始脫離巫術束縛，成為一門獨立科學。
- 公元前 564 年（周靈王八年），《左傳》〈襄公十七年〉有「國人逐瘈狗〔狂犬〕」的記載。
- 公元前 541 年（周景王四年），醫和診晉平公病，用「六氣致病說」解釋各種疾病的原因，是病因學說的萌芽。

東周後期──戰國（公元前 475 年至前 221 年）

- 公元前五世紀，扁鵲（秦越人）行醫於齊、趙、鄭、秦等國。
- 《黃帝內經》的內容大部分於戰國時期編成，而成書於戰國秦漢時期，是中國現存最早的醫學理論經典著作。
- 《行氣玉佩銘》出現。
- 公元前 475 年至前 168 年（漢文帝十二年），《足臂十一脈灸經》、《陰陽十一脈灸經》、《脈法》、《陰陽脈死候》、《五十二病方》、《卻穀食氣》、《導引圖》、《養生方》、《雜療方》、《胎產書》、《十問》、《合陰陽方》、《雜禁方》、《天下至道談》及《脈書》、《引書》等於此時期著成。《足臂十一脈灸經》、《陰陽十一脈灸經》是現存最早記載經脈學說的文獻。

‖　　　第三節　醫緩與醫和：並稱「和緩」　　　‖

一、醫緩：「病入膏肓」的由來

　　醫緩（公元前六世紀），春秋時秦國醫家。公元前
581 年（周簡王五年），晉景公有疾漸重，先召巫者，
無人能治，再求醫於秦桓公，乃派醫緩為他治病。醫後
直言不諱，對晉景公說：「疾不可為也，在肓之上，膏
之下，攻〔灸〕之不可，達〔針〕之不及，藥不至焉，
不可為也。」不出十日，晉景公就死了。

　　後世遂以「病入膏肓」來形容疾病危重，已經到了
不可救藥的地步。醫緩是當時名醫的代表，在醫學史
上，是較早對病情提出理論基礎的醫家。醫緩與醫和同
為春秋時秦國的名醫，二人齊名，後世因而常以「和
緩」並稱；亦有人推測，醫緩、醫和事跡相似，實為同
一人。

二、醫和：創立病因學說

　　醫和（公元前六世紀），春秋時秦國名醫。據《左
傳》記載，公元前 541 年（周景王四年），秦景公派遣
他為晉平公診病，醫和指出，情欲要有節制和限度，晉
平公是由於接近女色，惑而喪失，其疾如蠱，並非鬼神
或飲食所致。

　　醫和又對疾病的機理做了闡釋，首倡「六氣致病
說」，指出人體疾病是由於自然界氣候異常變化，陰、
陽、風、雨、晦、明六氣過度，失去平衡，就會導致

寒、熱、末、腹、惑、心六類疾病。與此同時，醫和還強調情欲不節是致病的內在因素。

三、六氣致病說

春秋時秦國醫家醫和首創的「六氣致病說」，是中醫學術史上最早的病因理論。他指出大自然中，陰、陽、風、雨、晦、明六氣過度或異常，是人體產生各種疾病的主要原因，並且進一步指出：

一、陰勝則寒，故生寒疾；

二、陽勝則熱，故生熱疾；

三、風勢勁急，故生頭疾；

四、雨濕異常，故生腹疾；

五、晏寐過度，故生惑疾；

六、思慮過度，故生心疾。

六氣致病說一直為醫家所遵循，對中國醫學的發展起了推動作用。

在中醫學上，「六氣」又指風、寒、暑、濕、燥、火六種氣候。若氣候反常，成為外感病的致病因素時，則稱為「六淫」。

第四節　秦越人：世稱扁鵲的神醫

一、秦越人的生平和醫術

秦越人是戰國時期著名的醫學家，世稱扁鵲。後人把傳說中黃帝時期名醫「扁鵲」的美名贈給秦越人，致

使他的真名反而不彰。有一說認為，扁鵲是古代良醫的一個稱號，因為有關扁鵲治病事跡的記載，年代相距甚遠，並非屬於同一個人。

秦越人（約公元前 407 年—前 310 年），渤海鄭（今河北任邱）人。他年輕時做過經營旅店的「舍長」，後來跟隨舍客長桑君學醫十數年，學成之後，遍遊各地行醫濟世。他醫術高明，精通四診，尤善望診和切脈，是中醫脈學的創始者。

秦越人擅長各科，在趙國是「帶下醫」（婦科醫生），至周為「耳目痺醫」（五官科醫生），入秦則為「小兒醫」（兒科醫生）。他反對巫術迷信，強調「信巫不信醫」是六不治的原則之一。因醫名卓著而為秦太醫令李醯所妒，派人把他殺害。

秦越人曾集醫療經驗，編撰醫書多種，據《漢書》〈藝文志〉記載，計有《扁鵲內經》九卷、《扁鵲外經》十二卷，均已佚失，現存的《難經》，題名秦越人撰，實為後人偽託。

二、對醫生的各種稱呼

「帶下醫」、「小兒醫」和「耳目痺醫」，其名均始見於《史記》〈扁鵲倉公列傳〉。「帶下」指腰帶或帶脈以下的部位，婦女多帶下病，因此古代稱專治婦產科疾病的醫生為「帶下醫」。「小兒醫」指專治幼兒疾病的醫生，「耳目痺醫」指專治耳、目、四肢關節等疾病的醫生。

古時指周遊各地的民間醫生為「鈴醫」，相傳始於秦越人，因他常以串鈴招呼病家，故名「鈴醫」，亦稱「串醫」。後來也有「草澤醫」（草野地方的醫生）、「走方醫」（遊走於民間的醫生）等稱呼。南方人自宋代以來習稱醫生為郎中，叫遊走於民間的醫生為「走方郎中」或「遊方郎中」。

三、秦越人的治病經驗

秦越人在診視疾病的實踐中，已經應用了全面的診斷法，他稱之為望色、聽聲、寫影和切脈，即後來中醫的「四診」（望診、聞診、問診和切診）。醫療的方法也有多種，包括針刺、熨貼、動手術、服藥物等。《史記》記載了他治病的三個案例：

第一個案例是晉國大夫趙簡子突患重病，臥床昏迷不醒，秦越人說他得的叫血脈症，是因勞累過度引起的，兩三天後就會自己醒過來，果如所料。趙簡子命左右取重金錦緞賞賜，但他不受；後來把秦越人經常去採藥的古蓬山一帶地方賜給他，就受領了。

第二個案例是虢國太子在宮院習練刀槍，突然栽倒在地，不治身亡。秦越人見事發只有幾個時辰，並沒有死，是「尸厥」（即假死），於是為虢太子針扎穴位，按摩四肢和胸、腹、頸部，結果病人便蘇醒過來，吃藥後便漸漸康復了。

第三個案例是秦越人過齊國時，齊桓侯慕名召見他，秦越人見齊桓侯臉色不好，勸他及早醫治。但齊桓

侯諱疾忌醫，說自己沒有病。五天後再勸，不聽；再過五天，齊桓侯仍置之不理，又過五天進宮見齊桓侯，就匆匆告辭了。齊桓侯派人追問何故，秦越人說，病在肌膚到進入血脈，就算發展到腸胃，都可以醫治，深入骨髓就無可奈何了。秦越人走後幾天，齊桓侯果然大病，悔之已晚，終於去世。

時至今日，秦越人到過的地方，如河北、河南、山東等地，還保存着「扁鵲故里」、「扁鵲村」、「扁鵲遺跡」、「扁鵲廟」、「鵲王山」等。人們也用「扁鵲再世」，形容醫術高明的醫生。

四、秦越人四診法的奠基者

「四診」是中醫學四種診斷方法的合稱，最早見於《史記》〈扁鵲倉公列傳〉，相傳秦越人是四診法的奠基者。四診之間必須相互結合及相互參照，始能對病情作出正確和全面的診斷（表 2）。

Ⅲ　　　第五節　《黃帝內經》：醫經名著　　Ⅲ

一、《黃帝內經》的內容構成

《黃帝內經》簡稱《內經》，是醫經名著。全書大部分內容以黃帝與岐伯等問答的形式寫成，是中國現存最早一部醫學理論經典著作。成書年代約在戰國至秦漢（西漢）時期，廣泛流行則從西漢以後開始。書名冠以「黃帝」之名，實為後人偽託；從文字和內容可見，此

表 2　四診法的簡要說明

	名稱	簡要說明
1	望診	醫家運用自己的視覺，觀察病人神色、形態體表以及分泌物、排泄物的色質異常變化，以測知其內臟的病變，從而獲得有關病況。望診一般以神色、舌診為重點。
2	聞診	包括聽聲音、嗅氣味兩部分，主要是通過病人的聲音高低和強弱，及憑嗅覺診察病人的口氣、痰涕、汗水等氣味，以辨別疾病的寒熱虛實。
3	問診	醫家在病人訴說自己病情的同時，向病人或其陪診者詢問有關情況，如自覺症狀和病痛所在、發病時間、起病過程、治療經過、既往病史、平素體質、生活起居、飲食嗜好、家族病史等，是全面了解病情和病史的重要方法。
4	切診	醫家運用指端的觸覺，在病人身體有關部位進行觸摸按壓，分脈診和按診，常取病人手腕關節後的橈動脈搏動處進行脈診，及對病人的皮膚、胸腹、病痛部位進行觸摸按壓，從而測知局部冷熱、軟硬、壓痛、包塊或其他異常變化。

書並非一時一人之作。

　　《漢書》〈藝文志〉最早著錄《黃帝內經》十八卷，包括《素問》和《靈樞》各九卷。《素問》主要以陰陽五行說解釋生理、病理現象，《靈樞》則論述針灸、臨床診斷和治療等問題。總共十四餘萬字，系統地闡明中醫整體觀念、辨證論治規律、病機病證等，兼及針灸、方藥，奠定了中醫學發展的理論基礎。後世有不少醫家

從事《黃帝內經》的整理和註釋工作，全元起、楊上善、王冰是最早三位《內經》註家。

二、陰陽五行說在醫學上的應用

陰陽和五行其初並無聯繫，戰國末年的陰陽家鄒衍首先將兩種學說結合起來，提出「五德終始」（五德轉移）的學說；「五德」就是指五行，即水、火、木、金、土五種物質德性相生相克和終而復始的循環變化，並以此說明王朝興替的原因。

系統地將陰陽五行學說引入醫學的，首推《黃帝內經》：「人生有形，不離陰陽。」陰陽的變化，是世間萬物變化的基本規律。最初的含義很樸素，指日光的向背，向日為陽，背日為陰；後來在生活實踐中逐漸引申和擴展其含義，乃至用來概括所有相互對立的兩個方面。五行學說主要用以分析各種事物的五行屬性，認為事物之間具有相互滋生、相互制約的關係，而又處於不斷運動變化之中。此後陰陽五行學說便成為中醫分析人體生理、病理，進行辨證治療的一種思維方法和哲學基礎（表 3）。

三、《素問》側重基礎理論

《素問》又名《黃帝內經素問》，與《靈樞》合為《黃帝內經》。原有九卷，第七卷於魏晉以後亡佚。唐代王冰註釋此書時，以「舊藏之卷」補入，此即現行本十九卷至二十二卷中的七篇大論，總共八十一篇。

表3　人體與自然界的五行歸類

五德	五行	木	火	土	金	水
人體	五臟	肝	心	脾	肺	腎
	五腑	膽	小腸	胃	大腸	膀胱
	五官	目	舌	口	鼻	耳
	五體	筋	脈	肉	皮毛	骨
	五志	怒	喜	思	悲	恐
	五液	淚	汗	涎	涕	唾
自然界	五季	春	夏	長夏	秋	冬
	五氣	東	南	中	西	北
	五化	生	長	化	收	藏
	五色	青	紅	黃	白	黑
	五味	酸	苦	甘	辛	鹹
	五音	角	徵	宮	商	羽

　　《素問》內容側重基礎理論，包括陰陽、臟腑、經絡、病因、病機、病證、診法、治療原則等，不少論述至今仍對中醫臨證實踐有指導作用，是中國醫學的一部重要文獻。南朝齊梁間的全元起和隋唐時期的楊上善、王冰等，均為此書作註釋。

四、《靈樞》詳於闡述經絡和針灸

　　《靈樞》與《素問》合為《黃帝內經》，始稱《九

卷》，晉以後稱《針經》，唐以後方稱為《靈樞》或《靈樞經》，又有《九靈》、《九墟》等別稱。原有九卷，分為八十一篇，內容詳於闡述經絡、針灸，在中醫基礎理論和臨床方面與《素問》互有補充。

《靈樞》中有關脫癰（血栓閉塞性脈管炎）的治療，首次明確地記錄截肢（趾）療法，是研究先秦時期醫學理論，尤其是針灸療法的重要文獻。南宋時史崧將其家藏《靈樞》重新校訂，擴為二十四卷（內容不變），並予以刊行，遂為《靈樞》的唯一刊本。

☯ 相 關 人 物 ☯

全元起：南朝齊、梁間醫學家

全元起（五至六世紀），籍貫及生平事跡不詳。據《南史》〈王僧孺傳〉所載，全元起曾任太醫侍郎，其醫術甚為高明，又是最早註釋《素問》的醫家。撰有《素問訓解》八卷，北宋林億等所校訂的《素問》之中，還存有該書的編次和部分註解，但該書在南宋時已佚失。

楊上善：隋唐間醫學家

楊上善（約 575 年— 670 年），籍貫不詳。曾於隋煬帝（605 年— 618 年在位）時任太醫侍御，入唐後任太子文學、太子司議郎，精通醫術，頗有名望。他把《黃帝內經》分類編纂和加註解，編成《黃帝內經太素》三十卷，至今尚存二十三卷，是最早註釋和整理《黃帝內經》的專著。

《黃帝內經太素》將《素問》、《靈樞》合編為一，並按照其內容，歸納成十九個大類：攝生、陰

陽、人合、腑臟、經脈、腧穴、營衛氣、身度、診候、證候、設方、九針、補瀉、傷寒、寒熱、邪論、風論、氣論、雜病；每一大類之下又分若干小類，有綱有目，系統而有條理。這種「以類相從」的研究法，在歷史上實為首創。書中不但保存了《黃帝內經》的早期形態，而且考校字義，註釋和發揮原文，具有很高的學術價值。楊上善另撰有《黃帝內經明堂類成》十三卷，但已佚失。

王冰：唐代醫學家

王冰（710年—805年），號啟玄子，籍貫不詳。官至太僕令，人稱「王太僕」。篤好養生，留意醫學，視《黃帝內經》為研究醫學和養生之津樑，深感《素問》「世本紕繆，篇目重疊，前後不倫，文義懸隔」，於是取全元起的註本，並參照他書，又一次編註《素問》，歷時十二載，補入〈天元紀大論〉等七篇，世稱《次注黃帝內經素問》。

此書是現存早期註釋《素問》專著中最為完整的一種，對中醫理論有不少發揮。王冰為了系統地闡述運氣學說，另著有《昭明隱旨》和《天元玉冊》等。

❷　醫　學　知　識　❷

人之三寶：精、氣、神

在臟腑學說中，精、氣、神是臟腑活動衍生的產物和能量。同時又與臟腑相互依存和相互促進，作為生命的要素，三者實際上是一個整體，不可分離。有精則有神，而精又為氣之母，存則俱存，亡則俱亡。

中醫認為人體生長發育的基礎，是源於父母的精和血，因而有「男精女血」之說，《黃帝內經》謂「人始生，先成精」，後天五穀飲食的營養，通

過肺的呼吸調節和脾胃的消化吸收，將營養物質的精華轉化到人體的臟腑之中，這就是「後天精」。先天精和後天精一同儲存於兩腎之中，形成「腎精」，腎精主要發揮三種生理功能：一、推動生理發育；二、參與生殖繁衍；三、濡養臟腑組織器官。

「氣」是人體生命活動賴以進行的重要物質基礎，養生理論強調「養氣」和「補氣」。晉代葛洪《抱朴子》說：「人在氣中，氣在人中，自天地至於萬物，無不賴以生者也。」人體生命的全過程都要依靠氣來維持，精與氣缺一不可。

「神」是生命活動的現象，包括大腦的精神、意識、思維和知覺，即人體活動功能的主宰和外在表現。精、氣的盈虧，與神的盛衰密不可分。《黃帝內經》說：「得神者昌，失神者死。」養生理論強調要「形神兼養，養神為先」。

扼要地說，精是生命的起源，氣是生命的維持，神是生命的現象。精虧、氣虛、神耗，是衰老的原因。精氣充盈，還應處於有規則的流通狀態；精氣流通，就可促使病體康復。

第六節　《神農本草經》：藥物學經典

一、收載藥物並加分類

《神農本草經》又名《神農本草》，簡稱《本草經》或《本經》，是中國現存最早的藥物學專著，乃後人託名「神農」所作，約成書於秦漢時期（一說戰國時期）。原著大抵在唐代初年已亡佚，現時傳世的都是後人的輯佚本。

《神農本草經》的內容，在概括藥物總論的序例之後，收載藥物三百六十五種，並根據藥物的不同性能和

使用目的，分為三類：

　　一、上品一百二十種，大多屬於補養類藥物；

　　二、中品一百二十種，大多屬於稍有補養而兼有治
　　　　病作用的藥物；

　　三、下品一百二十五種，大多是帶有毒性的攻治疾
　　　　病的藥物。

　　此外，書中初步提出「君臣佐使」、「陰陽配合」、
「四氣五味」等中藥學理論，又記述藥物的別名、生長
環境及主治功用等，是古代藥物學的經典著作，後世醫
藥學家在此基礎上不斷加以增補，形成了眾多的本草
文獻。

二、「君臣佐使」和「四氣五味」

　　君臣佐使是配製方藥之法，古代醫家假借王朝內
「君、臣、佐、使」的統馭關係，以說明方劑中各種藥
物之間，「主、輔、佐、引」的組織配伍原則。「主病之
謂君，佐病之謂臣，應臣之謂使。」君藥治療主證，在
方劑中起主要作用；臣藥協助主藥產生治療作用；佐藥
協助主藥治療兼證，或抑制主藥的毒性及其峻烈性味；
使藥則引導各藥直達病所，或起調和作用。

　　「四氣」指寒、熱、溫、涼四種藥性，寒性或涼性
的藥物能治熱性疾病，熱性或濕性的藥物能治寒性疾
病，寒藥和涼藥、熱藥和溫藥只是程度上的差別。「五
味」指辛、酸、甘、苦、鹹五種藥，其味不同，作用亦
各有異。

Ⅲ　　**第七節　《難經》：奠定脈學的基礎**　　Ⅲ

一、繼《黃帝內經》之後的醫學名著

　　《難經》又稱《黃帝八十一難經》，相傳是戰國時期的名醫秦越人（扁鵲）所作，實乃後人偽託，大約成書於東漢以前（一說在秦漢之際）。分三卷（亦有分作五卷的），以問答釋疑的「問難」形式編撰而成，共有八十一章，故名《黃帝八十一難經》。內容主要論述：

　　　　一、脈學，一至二十二難；

　　　　二、經絡，二十三至二十九難；

　　　　三、臟腑，三十至四十七難；

　　　　四、疾病，四十八至六十一難；

　　　　五、腧穴，六十二至六十八難；

　　　　六、針法，六十九至八十一難。

　　內容簡要，辨析精微，總結了當時的醫學理論，是繼《黃帝內經》之後又一部醫學名著。

二、首倡獨取寸口的診脈方法

　　《難經》中首倡獨取寸口和分為寸、關、尺的三部診脈法，奠定中醫脈學進一步發展的基礎，且一直為後世醫家所沿用；右命門學說、奇經八脈、針灸等方面也有創見，是研究中醫學術的重要文獻。

　　「三部九候」最早見於《難經》〈十八難〉，其方法是將手腕後寸口脈分為寸、關、尺「三部」，每部又按切診指力的輕、中、重，相應地分為浮、中、沉三候，

總共「九候」。「三部九候」亦是古代最早的一種全身
遍診法，將人體分成頭部、上肢、下肢三部，每部各有
上、中、下三處動脈，在這些部位診脈以判斷所屬臟腑
的病證，叫做「三部九候」，現時已很少用。

第八節　秦漢古墓出土醫藥文獻

一、雲夢秦簡：提供了醫學史料

　　1975 年 12 月，湖北雲夢秦墓中發掘出大批記載秦
代法律的竹簡，總共有一千一百多枚，其中有涉及法醫
的記載，包括活體、現場和屍體勘查。活體驗查的重點
是對損傷部位進行驗證，判斷損傷程度及法醫標準的規
定；現場勘查方面，記載了自縊、他殺、穴盜三個案
例；屍體檢查方面，主要鑑定他殺和縊死。

　　秦律中，還規定麻風患者必須強制性隔離，集中到
「癘遷所」，這是中國醫學史上，最早設立的麻風病隔
離機構。總的來說，雲夢秦簡為研究秦代政治、法律、
經濟、文化以及醫學提供了具體材料和記載。

二、武威漢簡：《治百病方》

　　1972 年 11 月，在甘肅武威縣旱灘坡發堀出一座東
漢早期古墓。墓主可能是一位年長醫生，墓內有七十八
枚竹簡和十四枚木牘。因簡中有「治百病方」字樣，所
以名為《治百病方》。內容涉及內、外、婦、五官臨證

各科，以及藥物和針灸等。比較完整的方劑有三十多種，如治傷寒逐風方、治久咳逆上氣湯方、治金創止痛方、治婦人膏藥方、治目痛方等。藥物有一百多種，以植物藥為主；並且記載了藥物的製作、劑型和用藥方法等，包括內服法和外治法。

武威漢簡具體反映了漢代醫學的概略狀況，當中還記載了漢代皇帝向七十歲以上老人賜予「王杖」的尊老制度，「王杖」鑲有木刻的斑鳩，又名「鳩仗」。

三、阜陽漢墓：《萬物》

1977 年在安徽阜陽漢墓出土的古醫學竹簡，初時名為《雜方》；後來根據竹簡文字，定名為《萬物》。該漢墓的墓主是漢文帝（公元前 179 年 — 前 157 年在位）時的汝陰侯夏侯灶，公元前 165 年去世。出土的殘簡共有一百三十三支，約一千一百字，撰寫年代可能是在戰國初期（或春秋時期），應早於長沙馬王堆漢墓出土的古醫學帛書《五十二病方》。

竹簡中提到的藥物有七十一種，治療的疾病有三十一種，但對於藥物的服法和禁忌，只有極簡略的記載。雖然如此，這批竹簡填補了春秋時期至戰國初期在醫藥史方面的空白，為古代醫學和本草史研究，提供了極珍貴的材料。

四、馬王堆漢墓簡帛醫書

1972 年至 1974 年初，在湖南長沙馬王堆三號西漢

古墓中，出土十四種帛書和簡牘，共約三萬多字。據考證，這批文獻是在漢文帝十二年（公元前 168 年）作為陪葬品的，各書的編撰年代不一，分別是春秋時期至秦漢之際的作品。屬於醫帛的，有帛書九種，均成於先秦時期；另帛畫一種，不晚於西漢初期。概略如下：

一、《陰陽十一脈灸經》── 有甲、乙兩種抄本，內容基本相同，主要記載人體內部十一脈的循行路線、所主疾病和治療灸法，是現今已知最早論述人體經脈學說的文獻和灸療學專著。

二、《足臂十一脈灸經》── 內容論述人體足部六條經脈和臂部五條經脈、相應的病症及其療法，開經絡學說的先河，是現今已知最早記載人體經脈學說的文獻和灸療學專著。

三、《胎產書》── 約一千字（今存六百七十九字），主要論述十月胚胎的形成和產後調攝，並載有安胎、保產、求子等醫藥方二十一則，是一種有關婦女胎產的著作。

四、《卻穀食氣》──「卻穀」又稱「辟穀」，即不吃穀物而只吃某些特定植物來維持生命；「食氣」又稱「服氣」，是指調節呼吸並按照一定的方法進行。古人認為，人可以只吃某些植物或依靠呼吸空氣而達到長生目的。這是論述卻穀食氣等問題的著作，原有四百字左右，今存二百六十四字，主要認為在一年四季之中，應當有選擇地於特定的自然環境中進行呼吸，並提出具體

方法和要求。

五、《脈法》——約四百餘字，主要談論脈法，特別是灸法或砭法與脈之間的關係，屬於診斷學著作。從字句看來，很可能是當時名醫教授學生脈法的教案。

六、《陰陽脈死候》——約百餘字，主要論述鑑定「五死」的各種候症，即肉、骨、氣、血、筋的不同症狀，屬於診斷學著作。

七、《五十二病方》——大約成於春秋戰國時期，是一種醫方著作。原有一萬一千六百字，今存九千九百一十字。內分為五十二題，每題都是治療一類疾病的方法。少則一、二方，多則二十餘方，著錄醫方約三百個，現存二百八十餘方。使用藥物二百四十七種，包括植物藥、礦物藥、動物藥等。提到的病名有一百餘種，涉及內科、外科、婦產科、兒科、五官科、皮膚科等疾病。所記治療「疽」病的醫方，已具有辨證論治思想。此外，還有關於藥物採集、收藏和進行內痔外科手術治療的最早記載。在《黃帝內經》之前寫成，是最早記載方劑的醫書。

八、《雜療方》——約一千五百六十字，今存九百九十字。每個處方之首，記有主治疾病的標題，現時還能辨識的藥方有三十八則，包括益氣補身諸方、陰道坐藥方及治療蛇、蟲、蜂叮咬方等。

九、《養生方》——是一種以論述養生為主的醫方著作，約六千字，今存三千四百字。內分三十二篇，前

面是本文，最後為目錄。所載醫藥方大多是養生方，此外還有數則黑髮方、健步方，以及治療偏枯、陰部腫脹等症的藥方。現時能夠辨識的藥方有七十九則，當中且記載了一些製藥和用藥方法。

十、《導引圖》——帛畫，其年代不晚於西漢初期，是中國現存最早的「導引」（醫療體操）圖譜。這幅彩圖描繪了四十四個不同性別年齡的人，分成四排，每排十一人，分別在做各種導引的動作。他們服飾各異，形態逼真，都在凝神操練，栩栩如生。圖中有許多模仿動物動作的導引術式，有的還在旁邊標明該導引可以防治何種疾病。圖譜的發現，為研究秦漢時期的導引療法提供了重要資料。

馬王堆漢墓出土的竹木簡醫書有四種，其中《雜禁方》是木簡，其餘三種是竹簡：

一、《雜禁方》——屬「房中」類，主張節制房室生活。是祝由方，「祝」是咒，「由」是病的因由，祝由方是藉符咒禁禳治療疾病、包括中草藥在內的一種方法。

二、《十問》——這是專門討論養生益壽之道的方技著作，由十篇問答組成，問答者均託名戰國以前的王侯和名家，例如：黃帝問天師、大成、曹熬、容成，堯問舜，王子巧問彭祖等。問答的內容，包括養生、服食、呼吸吐納及房中術等。

三、《合陰陽》——屬「房中」類，記載房中養生

理論，及男女交媾房中術，主張節制房室生活。

四、《天下至道談》——屬「房中」類，提出「七損八益」之說，作為對待兩性生活的法度，是最早的房室養生觀點，認為善用八益而去七損，可以延年益壽。「七損」是指有害的兩性交媾：閉、泄、渴〔竭〕、勿〔費〕、煩、絕、費；「八益」是指八種有益的兩性交媾：治氣、致沫、智〔知〕時、畜〔蓄〕氣、和沫、竊〔積〕氣、寺〔侍〕贏、定頃〔傾〕。《素問》的〈陰陽應象大論〉：「能知七損八益，則二者可調；不知用此，則早衰之節也。」《天下至道談》具體說明了「七損八益」的內容。

五、張家山漢簡：《脈書》和《引書》

1983 年底至 1984 年初，在湖北江陵張家山三座西漢前期的墓葬中，相繼發現大批竹簡，內容包括法律、歷史、曆法、算數、醫學等。醫學方面有《脈書》和《引書》兩種：

一、《脈書》——存有二千餘字，六十五簡，分五部分。第一部分論述六十七種疾病的名稱及簡要症狀，涉及內、外、婦、兒、五官科病證；第二、三、五部分，內容大體與馬王堆漢墓出土的《陰陽十一脈灸經》、《陰陽脈死候》、《脈法》類同；第四部分用四言韻體論述人體骨、筋、血、脈、肉、氣等生理機能及其發病為「痛」的證候特徵。

二、《引書》——存有三千二百餘字，一百一十三

簡，論述四季養生之道，記載導引術一百一十種，描述術式八十五種，用於治病者五十種；並且討論了致病因素和防治方法，指出「治八經之引，炊〔吹〕、呴〔呴〕、虖〔呼〕、吸，吸天地之精氣，實其陰，故能無病」。馬王堆漢墓出土的《導引圖》，有圖而無文字說明；《引書》無圖，而以文字說明導引動作。兩者對照研究，可以相得益彰。（表 4）

表 4　新出土簡帛醫籍一覽

出土時間	出土地點	墓葬年代	簡帛及主要內容
1972 年 11 月	甘肅武威縣早灘坡漢墓	東漢早期	《治百病方》
1972 年至 1974 年初	湖南長沙馬王堆漢墓	西漢	《陰陽十一脈灸經》、《足臂十一脈灸經》、《胎產書》、《卻穀食氣》、《脈法》、《陰陽脈死候》、《五十二病方》、《雜療方》、《養生方》、《導引圖》、《雜禁方》、《十問》、《合陰陽》、《天下至道談》
1975 年 12 月	湖北雲夢秦墓	秦代	秦代法律涉及法醫的記載
1977 年	安徽阜陽漢墓	西漢	《萬物》
1983 年至 1984 年	湖北江陵張家山漢墓	西漢前期	《脈書》、《引書》

第九節　中國古代養生之道

一、養生之道的定義

養生之道，就是醫學與健康互相調合的方法。中國人的養生之道，以古代哲學和醫學理論為底蘊，糅合了儒、道、佛和諸子百家的思想精華，而又配合科學發展的步伐。概括而言，養生是一種文化現象，同時又是一種生活智慧，是醫療保健的基礎知識及其具體應用。

遠古的人們，為了解決身體和生理上出現的毛病，模仿各種動物的身形和動作，創作而成舞蹈，兼有娛樂和教化的效果。《呂氏春秋》〈古樂篇〉說：「民氣鬱閼而滯着，筋骨瑟縮不達，故作為舞以宣導之。」由此可見，古代的「導引」與舞蹈是同出一源的。導引是一項以肢體運動為主，配合呼吸吐納的養生方式。至於武術，則是模仿動物獵食行為而發展出不同的拳腳套路。

二、先秦時期的養生方法

公元前 221 年秦朝統一中國以前，從遠古時代開始，特別是指夏朝、商朝、西周和春秋戰國，大約二千年間，統稱為先秦時期。人類對於長生，歷來是一種持久而又普遍的追求。在中國古代文獻之中，「長生」一詞最早見於《老子》所說：「是謂深根固柢、長生久視之道。」如何保養人的身體，使其達到健康長壽的學問，就是養生之道，不過各家說法紛紜，有共同之處，也有不少相異的見解。「養生術」和「養生學」是中國

傳統醫學的一個組成部分。

　　莊子是先秦時期著名的養生學家。《莊子》〈養生主第三〉中，以「庖丁解牛」為喻，主張養生要「依乎天理」，「以無厚〔刀刃〕入有間，恢恢乎其于游刃必有餘地矣」。《莊子》外篇〈刻意第十五〉說：「吹噓呼吸，吐故納新，熊經鳥伸為壽而已矣。」

　　孔子在《論語》〈鄉黨〉中強調「食不厭精，膾不厭細」。又說：「魚餒而肉敗，不食。色惡，不食。臭惡，不食。失飪，不食。不時，不食。」還有，就是「沽酒市脯不食。不撤薑食，不多食。」外面市集買來的酒和肉乾不食，不放生薑的食物不多吃。這些論述，可說是中國歷史文獻中最早關於飲食養生的記載。此外，孔子又提出「食不語，寢不言」的見解。吃飯時說話，影響細嚼慢吞，有礙消化，所以少講為妙；睡覺時說話，刺激大腦皮層，在一定程度上影響安眠，「一宿無話」尤佳。

　　《黃帝內經》是醫學巨著，也是一部養生典籍。書中十分重視「天人合一」的養生方法，指出人與天地相應，必須「順四時而適寒暑」和「安居處」，並且提出一系列的養生原則，例如強調「法於陰陽，和於術數」及「春夏養陽，秋冬養陰」。主張適勞逸、慎飲食以養形，和七情、靜思慮以養神。關於形神內外多面的調養，〈上古天真論〉認為：「夫上古聖人之教下也，皆謂之虛邪賊風，避之有時。恬淡虛無，真氣從之，精神內

守，病安從來？」又說：「所以能年皆度百歲而動作不衰者，以其德全不危也。」養生與修德並重，可以臻於百歲長壽而又健康的境界。

三、「天人合一」與四時養生

中國古代的人早已認識到，在整個宇宙的大環境中，每一個人都是一個小小的天地，人們在天體自然環境內活動和成長，必然受到天地間種種自然變化的影響，並且反映到人體中來。人的一生既不能脫離天地，起居飲食配合自然規律，就是最好的健康之道，達到最高的境界就是「天人合一」。

人自出生時開始，就一天一天地成長，每年生日就大了一歲，是增齡、增壽的表現。因此，「天增歲月人增壽」是積極性的，不要總是抱着「又老了一年」的想法，應該努力面對生活。春生、夏長、秋收、冬藏是四時養生之道，反之則會產生以下狀況：

逆春氣，則少陽不生，肝氣內變；

逆夏氣，則太陽不長，心氣內洞（內虛）；

逆秋氣，則太陰不收，肺氣焦滿；

逆冬氣，則少陰不藏，腎氣獨沉。

因此，應注意春避風，夏避暑，秋避濕，冬避寒；調節陰陽，順應自然變化，維持正常生理規律，同時也可以主觀能動地改造自然環境，使更適應自己的生存需要。

四、「房中術」與性愛養生

中國古代所說的「房中術」，即介紹男女性生活中的保健方法和相關理論，漢代最盛，《漢書》的〈藝文志・方技略〉著錄房中術著作，計有八家，共一百八十六卷，按語說：「樂而有節，則和平壽考。」強調以正確的態度對待性生活。

馬王堆漢墓出土的一批竹簡、帛書，如《十問》、《合陰陽方》、《天下至道談》等，是先秦時期至西漢初年的醫學著作，內容以房中術為主。例如對房事生活提出「七損八益」的論述，即七種有害和八種有益的兩性交媾活動，後世僅知其名，而不悉具體所指；另外，還有一些性保健藥方。唐以後，房中術漸趨沒落。現存一些較完整的記載，保存在日人丹波康賴於 984 年所撰的綜合性醫書《醫心方》之中。

傷寒論 全

清光樓梓

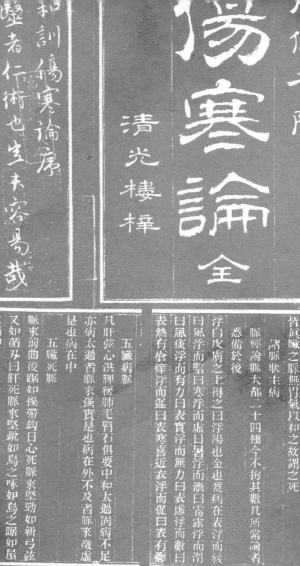

和訓傷寒論序

邅者仁術也生本容易哉
明醫術者求諸技人無求
夫療病救民之猶治國利
物玉錢石灸火所施百業
倒和得宜自非研精焉豈

五藏病脈

凡肝弦心洪脾緩肺毛腎石俱要中和太過固病不足
亦病太過者脈來強實是也病在外不及者脈來微虛
是也病在中

五藏死脈

脈來前曲後踞如操帶鈎曰心死脈來堅勁如新弓弦
又如循刃刃曰肝死脈來堅銳如鳥之啄如鳥之踞如屋
之漏如水之流介然不鼓曰脾死脈來如物之浮如風
吹毛曰肺死脈來發如奪索辟辟如彈石曰腎死凡此
皆眞臟之脈無胃氣以和之故謂之死

蕭脈狀主病

脈經論脈大都二十四種今不拘其數凡所常論者
悉備於後

浮曰皮膚之上得之曰浮陽也金也鴛病在表浮而緩
曰鼠浮而緊曰寒浮而虛曰暑浮而濡弱曰痿感浮而滑
曰風痰浮而有力曰表實浮而無力曰表虛浮而數曰
表熱有瘡痒浮而遲曰表寒喜近衣浮而促曰表有癰

吹毛曰肺死脈來發如奪索辟辟如彈石曰腎死凡此
皆眞臟之脈無胃氣以和之故謂之死

蕭脈狀主病

脈經論脈大都二十四種今不拘其數凡所常論者
悉備於後

黃帝內經

補注黃帝內經素問卷第一

新校正云按隋書經籍志有黃帝素問九卷
今按晉皇甫謐甲乙經序
...

第三章

秦漢三國：醫學的奠基時期

公元前 221 年，秦朝統一全國，但僅十五年，就在公元前 207 年覆亡了。漢朝（公元前 202 年—公元 220 年）凡四百餘年，分為西漢（公元前 202 年—公元 8 年）、新朝（8 年—23 年）及東漢（25 年—220 年）。接着是三國時期（220 年—265 年），包括魏（220 年—265 年）、蜀漢（221 年—263 年）、吳（229 年—280 年）。

秦代度量衡制度的統一，用藥劑量也得到統一；書同文、車同軌，都為文化和醫學交流創造了條件。秦律制訂，內有法醫學內容。秦置三公九卿，九卿之一的奉常，屬官內有太醫令丞，掌醫學；少府屬官，亦有主管醫學的太醫令丞。秦始皇派遣方士入海，訪求仙人及不死之藥，影響所及，遂使煉丹術逐漸興起。

漢代農業和手工業發達，都在一定程度上推動了醫藥的進步。秦漢時期的衛生設施，如下水道、都廁（城

市公廁）、灑水車等，處於世界領先水平，醫藥交流亦有所提高。由於煉鋼的進步，針灸用針從石針發展到鋼針；礦藏的開採，得知丹砂、雄黃可作藥物。方士研究丹藥，認識到某些植物對人有益或有害。張騫出使西域，帶回一些醫藥知識。中國現存最早的藥物學專著《神農本草經》，約成書於西漢後期至東漢前期。

東漢光武帝時置太醫令，掌諸醫；藥丞、方丞各一人，藥丞主藥，方丞主藥方。漢獻帝時，名醫華佗用麻醉法施行開腹術；又提倡「五禽戲」，成為後世流行的體育療法。張機（仲景）著《傷寒雜病論》，確立了「辨證論治」的醫療原則。華佗、張機與董奉齊名，並稱「建安三神醫」。

▼ 年表 ▼　秦朝、西漢及新朝時期事項

秦朝（公元前 221 年至前 207 年）

- 公元前 246 年（秦王政元年）至前 217 年（秦始皇三十年），秦律制訂，載法律條文。建立「癘遷所」，隔離麻風病人。

- 公元前 221 年（秦始皇二十六年），秦置三公九卿，九卿之一的奉常，屬官內有太醫等令丞，掌醫學；少府屬官內，亦有主管醫學的太醫令丞。

- 公元前 219 年（秦始皇二十八年），秦始皇派遣方士徐市（即徐福）率童男童女及技藝工匠入海，訪求仙人和不死之藥。影響所及，遂使煉丹術逐漸興起。相傳徐福去了日本，現時和歌山縣有徐福廟及製藥池。

- 公元前 213 年（秦始皇三十四年），秦始皇用李斯建議，下焚書令，醫藥、卜筮、種樹之書不在焚毀之列。

- 公元前 212 年（秦始皇三十五年），秦始皇以「仙藥」未獲、方士逃亡，諸生在咸陽「妖言惑眾」，遂坑殺四百六十餘人。

（續上表）

西漢（公元前 202 年至公元 8 年）
● 公元前 186 年（西漢高后二年），長沙國丞相軑侯利蒼卒，葬於今湖南長沙馬王堆。其子、妻亦先後入葬於此，時間下限至公元前 168 年。1972 年至 1974 年間出土的馬王堆漢墓文物中，有經脈、灸療學著作、醫方、醫療體操圖等十四種，是中國現存最早的古醫書。
● 公元前 163 年（後元元年），醫學家淳于意約於本年述錄二十五例臨床醫藥，稱為「診籍」，是中國現存最早的病史紀錄。
● 公元前 31 年（建始二年），「本草」一詞初見於史書，當時本草已經作為一門學科獨立存在，精通此學的人已經進入宮廷。
● 公元前 26 年（河平三年），侍醫李柱國整理校勘政府所藏的醫書，有醫經類七部、經方十一部等。
● 公元 5 年（元始五年），政府徵集通曉方術及本草的學者。
●《神農本草經》約莫創於西漢，成書於東漢。
新朝（公元 8 年至 23 年）
● 16 年（天鳳三年），太醫、尚方（畫工）與巧屠解剖人體，量度五臟，以竹筵導其血脈，測其端末。中國醫學史上見諸記載的人體解剖個例，以此為最早。
● 23 年（地皇四年）《漢書》〈藝文志〉著錄有《三家內房有子方》等「房中八家」的著作，是中國早期的性醫學專著。

Ⅲ　第一節　淳于意：診籍（醫案）的創始者　Ⅲ

一、淳于意的生平和醫術

淳于意（約公元前 205 年—前 150 年），西漢早期著名醫學家。他是「診籍」（醫案）的創始者，是西漢時期唯一見於正史記載的醫學家。姓淳于，名意，臨淄（今山東臨淄）人。他早年曾任齊國的太倉長（主管國

家倉庫的官職），因此又稱為「太倉公」或「倉公」。拜民間醫生公孫光及公乘陽慶為師，專心研習，數載之後，盡得所傳。治病時能辨證審脈，尤精望診，且針藥並用，療疾多驗。

公元前 174 年，淳于意被人誣告，押送長安問罪，其女淳于緹縈上書漢文帝，願為官婢，代父贖罪。漢文帝深受感動，下令釋放淳于意，隨後召見他，詳細詢問他學醫的經過和替人治療的情況。《史記》的〈扁鵲倉公列傳〉中，載有他治病的二十五例醫案，包括病人姓名、里居、病狀和所用藥方、診病日期等，是醫學史上最早的醫案。

二、診籍中記載的病例

淳于意初創的診籍，即現時的病歷卡，史書留下的二十五個病例，包括消化、泌尿、呼吸、心血管、內分泌、腦血管、傳染病、外科、中毒、婦產科、兒科等。

齊國的黃長卿宴客，淳于意也在座，他望見王后的弟弟宋健，急忙說他已病了四五天，腰部疼痛不能俯仰，小便亦難，是「腎痹」。宋健服用了淳于意為他調製的「柔湯」，十八天後就痊癒了。

淄川王病倒，淳于意前去診脈，得知是洗頭後頭髮未乾即入睡受風，引起頭痛、身熱、肢痛、煩悶。淳于意即用冰水為淄川王敷額頭，幫助降溫，又用針刺，以散肌表之熱，病就好了。

淳于意喜歡遊行於鄉里，訪名家，不辭勞苦，為百

姓醫病。他對權勢人家則較冷淡，例如齊王生病，請淳于意診治未至，齊王因別的醫生誤治而死，致使一些權貴對他很有意見。後來有人上書控告他四處出遊，不為人看病，病人多有抱怨，因而以刑罪被傳到長安。

淳于意有五個女兒，都為父親被捕而哭泣，小女兒緹縈隨父親到長安，上書文帝，願為官婢，為父贖罪。文帝受到感動，就釋放了淳于意，同年也因此而廢除了肉刑。

淳于意把他的醫術傳給六人，這種大公無私的精神是值得讚揚的。他對待病人認真謹慎的態度，不驕傲自大的樸實醫風是十分難能可貴的。

☯　相 關 人 物　☯

公孫光：淳于意拜他為師

公孫光（公元前二世紀），秦漢間名醫，菑川（今山東壽光）人。精於醫，淳于意少時拜他為師，因謙虛好學，甚得器重，並盡得其禁方，遂以醫聞名。公孫光又推薦他拜自己的胞兄公乘陽慶為師，繼續深造。

公乘陽慶：公孫光的胞兄

公乘陽慶（公元前二世紀），秦漢間醫家，亦作楊慶，字中倩，官名公乘，古時稱他為公乘陽慶。家富實，善為醫，傳黃帝、扁鵲之書，不知其所師授，但不肯為人治病。淳于意因其師公孫光之薦，跟從當時已年逾七十的公乘陽慶習醫，陽慶欣賞淳于意的質樸和上進，於是把自己收藏的秘籍和古方

——向他講解。學成三數年後，淳于意就成為一代
名醫。

馮信：跟隨淳于意學習

馮信（公元前二世紀），西漢醫家，臨淄（今山東
臨淄）人。任齊國太倉長，愛好醫術方藥，在診斷
疾病方面，尤有獨到之處。菑王認為他是可造之
材，於是讓他跟隨淳于意學習。淳于意把藥性方論
及各種療法系統地傳授給他。

唐安：齊王侍醫

唐安（公元前二世紀），西漢醫家，臨淄（今山東
臨淄）人。愛好醫術，跟隨淳于意學五診、經脈、
四時陰陽。後為齊王侍醫。

杜信：向淳于意求教

杜信（公元前二世紀），西漢醫家。聰明好學，因
自己多病，遂專心學醫，但醫術不精，乃向淳于意
求教。淳于意授以上下經脈、五診之法，他學習了
二年餘，後以醫術有名於世。

宋邑：學五診和脈論之學

宋邑（公元前二世紀），西漢醫家，臨淄（今山東
臨淄）人。素有仁愛之心，專注醫學，跟從淳于意
學五診、脈論之術一年多，後來成為良醫。

高期：學砭石刺灸之法

高期（公元前二世紀），西漢醫家。他是濟北王的
太醫，受王派遣，在淳于意門下學砭石刺灸之法年
餘，醫術大進。

王禹：學經絡和針灸術

王禹（公元前二世紀），西漢醫家。他是濟北王的太
醫，與高期一起向淳于意學經絡、針灸術一年多。

第二節　蘇耽：「橘井泉香」的由來

一、修煉得道的「蘇仙」

蘇耽（公元前二世紀），西漢時的醫家，桂陽（今湖南彬州）人，以仁孝聞名於鄉里。漢文帝（公元前179年—前157年在位）時，他修煉得道，騎鶴升仙而去，人稱「蘇仙」。臨行前告知他的母親，謂明年將有疾疫流行，庭中井水和屋前橘樹，可以用來治病。

第二年果然發生疫症，蘇母回想其子之言，於是將橘葉投入井水中，供病者取用。染疫症者，蘇母均給予井水一升、橘葉一枚，飲後立癒，活人無數。當時前往求井水和橘葉的人甚多，遠至千里之外。後人常以「橘井」喻作良藥，就是出於這個典故。

二、以「橘井」作為頌詞

人們常用「橘井泉香」、「橘井流芳」、「橘井常綠」等頌詞，來稱讚醫術高明、醫德高尚的醫家。「橘」俗作「桔」，所以「橘井」亦作「桔井」。「橘井泉香」、「懸壺濟世」、「杏林春暖」成為中醫學界膾炙人口的三大典故。

第三節　義妁：中國史上最早的女侍醫

一、義妁治病的事跡

義妁（約公元前二世紀），西漢時的女醫生。河東

（今屬山西）人。據《漢書》〈義縱傳〉等記載，她通曉醫理，善治婦科疑難雜症，在民間行醫；後來應召入宮，為漢武帝（公元前 140 年—前 87 年在位）之母王太后治病，深得信任和重用，成為中國歷史上最早的女侍醫。

二、中國古代著名女醫師

西漢義姁與東晉鮑姑、北宋張小娘子、明朝談允賢，同被稱為中國古代四位女名醫。

張小娘子是北宋仁宗嘉祐年間（1056 年—1063 年）的民間女醫師，汴京（河南開封）人。她除了治病救人之外，還把醫術用在養顏美膚方面，深得人們的喜愛，連妃嬪、皇后聽聞之後，都要請她到皇宮裏去。仁宗稱她為「女醫聖」，賜名「張小娘子」。

談允賢（1461 年—1556 年），明朝南直隸常州府無錫縣（今江蘇無錫）人。生於醫學世家。著有《女醫雜言》一書，由她的兒子楊濂抄寫付梓。

三、侍醫是早期御醫的稱呼

御醫是古代醫生職稱，在宮廷中專門負責皇帝及其親屬的醫療保健。始設於秦代，當時稱為「侍醫」，即侍候皇帝的醫生，漢代沿置。

唐代殿中省尚藥局置御醫四人（從六品上），掌供奉診候。據《明史》〈百官志〉記載，明代太醫院設院使一人（正五品）、院判二人（正六品），其屬御醫四人（正八品）。清代沿明制，人數有所增加。

四、女醫的不同稱呼

漢代始有女醫，主要職責是在宮廷中負責太后、皇后、妃子、宮女等的醫療保健。一般由精通方脈的民間女醫應詔受薦，或經考試後選入宮中任職。負責產乳的女醫，稱為「乳醫」；乳醫亦指產科醫生或接生員，俗稱「穩婆」、「看產」。明代以「醫婆」或「醫婦」稱呼女醫。

▼ 年表 ▼　東漢及三國時期事項

東漢（公元 25 年至 220 年）

- 25 年（建武元年），置太醫令一人，六百石，掌諸醫；藥丞、方丞各一人，藥丞主藥，方丞主藥方。
- 民間醫生涪翁約於此時著《針經》和《診脈法》。
- 《神農本草經》、《難經》約成書於東漢時期。
- 89 年（永元元年）至 105 年（永元十七年），郭玉任漢和帝太醫丞。
- 208 年（建安十三年），醫學家華佗被殺。他生前在民間行醫，發明「麻沸散」，用麻醉法施行開腹手術，又提倡體育療法「五禽戲」，模仿虎、鹿、熊、猿、鳥五種動物的活動姿態，使頭、身、腰和四肢各個關節都得到活動。
- 219 年（建安二十四年），醫學家張機（仲景）逝世。他的《傷寒雜病論》約著於 200 年至 205 年，確立了「辨證論治」的醫療原則。

三國（220 年至 265 年）

- 220 年（魏·黃初元年），《吳普本草》、《李當之本草》約成於此時。
- 230 年（魏·太和四年），天竺僧人竺將炎在建業（今江蘇南京）譯出《佛醫經》等。
- 239 年（吳·赤烏二年），呂廣（又作呂博）著《玉匱針經》、註《八十一難經》。
- 262 年（魏·景元三年），嵇康去世。他著有《養生論》、《答難養生論》。

第四節　涪翁和郭玉：漢代的針灸學家

一、涪翁：為人治病不分貧賤

　　涪翁（一世紀初），大約是西漢末、東漢初時人。他隱姓埋名，時常在涪水（今四川境內）垂竿釣魚，所以稱為涪翁。精通脈診，針灸技術尤其高明，為人治病不分貧賤，備受民眾愛戴。廣漢人程高慕名前往尋訪，拜他為師，涪翁於是把醫術傳授給程高，再傳給郭玉。涪翁著有《針經》和《診脈法》，現已佚失。

　　程高（一世紀），東漢初醫學家。廣漢（今四川廣漢）人。立志習醫，聞說隱士涪翁醫術高超，尋訪多年，遂得其傳。程高也是一位隱士醫家，他的弟子郭玉為一代名醫。

二、郭玉：精通脈理的太醫丞

　　郭玉（一世紀後半葉至二世紀），東漢時期醫學家，針灸學家，字通直，廣漢新都（今四川新都）人。少時師從程高，是名醫涪翁的再傳弟子，精脈理。

　　東漢和帝（89年—105年在位）時，郭玉任太醫丞。他提出貴人療疾有「四難」：一、自作主張，不服從醫囑；二、自身攝生，不謹慎；三、筋骨不強壯，不能使藥；四、養尊處優，好逸惡勞。和帝聞其醫名，欲親試其脈法，於是令一手腕美如女子的宦官，與一宮女共處帷中，使郭玉各診一手。郭玉診罷，奏說：「左陽右陰，脈分男女，狀若異人，臣深疑之。」和帝驚歎不已。

郭玉亦擅長用針灸術治病，療效頗高。他是繼秦越人（扁鵲）之後又一位對醫療社會與心理有研究的醫家，在醫術和醫德方面都作出了貢獻。

第五節　壺翁與韓康：東漢的民間醫生

一、壺翁：「懸壺濟世」

壺翁（二至三世紀），或作「壺公」，姓名及生卒年份已無可考。東漢時期人。據史書記載，他以賣藥和替人治病為業，賣藥口不二價，治病應手即癒。其藥肆在市中，常高懸一壺。後世稱醫生開業行醫為「懸壺」、「懸壺之喜」或「懸壺濟世」，即源於此。相傳壺翁的師傅是戴公柏，壺翁後來將醫術傳授給費長房。

費長房，東漢方士，汝南（今河南上蔡西南）人。相傳市中有一老翁（即壺翁）賣藥，懸一壺於街頭，市罷跳入壺中，其他人都不能見，只有費長房在樓上得睹。後來他得到壺翁傳授，遂能醫療眾病。

二、韓康：「藥不二價」

韓康（二世紀），字伯林，東漢時期京兆霸陵（今陝西西安）人。出身望族，而以採藥和賣藥為生。常在長安市上賣藥，以「藥不二價」聞名。他安貧守節，不慕名利，多次拒絕做官，隱居以終老。

第六節　華佗：後世尊奉為「外科始祖」

一、華佗的生平和醫術

華佗（141年—208年），東漢末年著名醫學家，又名旉，字元化，沛國譙郡（今安徽亳州）人。年輕時遊學徐土（今江蘇徐州一帶），兼通數經，曉養性之術。淡薄名利，不慕富貴，曾多次謝絕朝廷徵召，長期行醫民間，精通內、外、婦、兒、針灸諸科，尤其擅長外科。（按：華佗的卒年，一說在203年左右。）

華佗發明「麻沸散」（中藥麻醉方劑），首創開腹術，是世界上第一個應用全身麻醉進行腹腔手術的人，後世醫學家譽為「外科始祖」。據《後漢書》〈華佗傳〉載，如疾發於內，針藥不能及，即令病人以酒服麻沸散，醉無所覺，然後剖破腹背，割除病結。

華佗在外科學和麻醉學上，造詣頗深。創用沿脊柱兩側穴位，後世命名為「華佗夾脊穴」。又提倡體育鍛煉的方法，增加體質和祛病延年，所創「五禽之戲」，是古代保健體操的先例。華佗後因不從曹操之召，不肯充當其私人醫生而遭殺害。據史書記載，華佗被殺害之前，曾將一個裝滿醫書的青囊交給獄吏。華佗死後，他的部分醫術得以保存和流傳下來，「青囊」因而成為醫術的代稱。華佗的弟子，有吳普、樊阿、李當之。

華佗著有《觀形察色並三部脈經》一卷、《枕中灸刺經》一卷、《華佗方》十卷、《華佗內事》五卷，但都已經散佚，在王叔和的《脈經》和後世的《千金要方》、

《外台秘要》中，可以窺見華佗論脈和診治傷寒病的一些方法。現傳《中藏經》為後人託名所作。

　　華佗與張機（仲景）、董奉三人齊名，後世譽為「建安三神醫」。建安（196 年—220 年）是漢獻帝年號。華佗被奉為「外科始祖」，張機被尊為「醫聖」，人稱董奉為「董仙」。

二、華佗救人治病的事跡

　　《後漢書》記載，華佗遇到「疾發於內，針藥不能及」的患者，就令先以酒服麻沸散，使醉無所覺，繼而刳破其腹背，抽割積聚；若患處在腸胃，則斷截湔洗，除去疾穢，縫合後輔以「神膏」，四五日後創癒，一月之間皆平復。手術步驟確實可信，是合乎現代醫學原理的。

　　華佗曾為一個腹痛的船夫看病，經診斷後，認為他已「脾半腐」，脾臟爛掉了半塊，必須割掉，船夫同意。華佗即拿出一包麻沸散，和在酒裏，船夫喝過不久，就像醉酒般昏睡了。華佗拿出手術刀，迅即剖開船夫的肚皮，把爛脾切下拿出來，止了血後把肚皮縫好，在傷口塗些收口生肌的藥膏。船夫醒過來之後，經過大約一個月服藥和調養，傷口慢慢長好，肚子就不再痛了。

　　華佗為廣陵太守陳登診脈，得知他因吃了未經煮熟的魚肉葷腥，腹中有蟲。陳登吃了華佗給他的打蟲藥，結果就打出不少腸道寄生的蟲來。

　　他為李將軍夫人診脈，說她「傷娠而胎未去」，李夫人剛產子，不信。過了兩天，肚痛難當，再請華佗診治，華佗切脈後還是說同樣的話，結果動用剖腹手術，取出一個死胎。原來李夫人懷了雙胞胎，一個生了出來，另一個死在腹中，要動手術才可取出來。不過，同是產科病，同是死胎不下，華佗有時用針刺，有時用湯藥，有時則按摩，結果都能把病治好。

　　古印度的醫學與佛教一起傳到中國，並且對中醫的發展有相當影響，在這個過程中，華佗起了先驅的作用。史學家陳寅恪考證認為，「華佗」與天竺語的藥字（agada）相應，省去「阿」字，正如阿羅漢省略為羅漢一樣。

三、華佗所創的「五禽之戲」

　　五禽之戲亦稱「五禽戲」，是華佗所創的一套醫療體操。據《後漢書》〈華佗傳〉記載，他強調運動有加快血液循環和新陳代謝的作用，模仿虎、鹿、熊、猿、鳥五種動物的動作，以別具風格的導引術式，達到強身除疾的功效。其原理如下：

　　一、取法虎的動作，勇猛大力，威武剛健，常練可使四肢粗壯，增長力氣。

　　二、模仿鹿的姿勢，心靜體鬆，動轉舒展，常練可以伸引筋脈，腰腿靈活。

　　三、效法熊的動作，步履沉穩，力撼山嶽，常練可以倍增氣力，促進血脈流通。

　　四、仿效猿猴的活動，縱跳自如，喜搓顏面，常練使人機靈敏捷，頭腦清醒。

　　五、比擬空中飛鳥，悠然自得，高翔輕落，常練可使動作輕快，心情舒暢。

　　歷代均對五禽戲加以研究和發揚，形成多個流派。

☯　相　關　人　物　☯

吳普：三國時魏國醫學家

　　吳普（約 149 年—250 年），廣陵（今江蘇揚州）人。曾跟隨華佗行醫，並按所學方法治病。華佗把著名的「五禽之戲」傳授給他。年逾九十，仍耳目聰明，牙齒完整。所著《吳普本草》，已佚失，內容散見於《證類本草》、《太平御覽》等書之中。

樊阿：三國時魏國針灸學家

　　樊阿（二至三世紀），彭城（今江蘇徐州）人。他是華佗的弟子，擅長針灸。曾向華佗求方，華佗授以漆葉青黏散，謂可服食，對人有益。樊阿遵方服用，壽至百餘歲。

李當之：三國時期的醫家

　　李當之（二至三世紀），是華佗的弟子，對藥學尤有研究。所著《李當之本草經》一書，已佚。《說郛》中存有若干佚文。

☯　相　關　著　作　☯

《中藏經》：綜合性醫書

　　《中藏經》又名《華氏中藏經》，舊題東漢華佗撰，

成書年代不詳；據所載內容分析，此書為宋代方士託名著作，應成書於北宋，後世流傳頗廣。書名「中藏」，係取「寶而藏之」的意思。

全書共三卷，有醫論四十九篇，聯繫臟腑生成和病理的虛實寒熱，來分析證候和脈象；又介紹各科治療方劑、主治病證和方藥。作者經驗豐富，此書確有實用價值。

‖ 第七節　張機（仲景）：後世尊為「醫聖」　‖

一、張機的生平和著作

張機（約150年—219年），東漢末期著名醫學家，字仲景，南陽涅陽（今河南南陽）人。早年曾學醫於同郡張伯祖。相傳張機做過長沙（今湖南境內）太守，一說未任此職。當時傷寒流行，染病而死者甚眾，張氏家族有二百餘人，死於傷寒者十分之七。中醫泛指一切外感發熱性疾病為「傷寒」。

張機「勤求古訓，博採眾方」，刻苦鑽研《黃帝內經》、《難經》、《陰陽大論》、《胎臚藥錄》等醫書，收集各種有效方劑，並結合自己的醫療經驗，著成《傷寒雜病論》，載藥方三百餘首、藥物二百餘種。首倡對傷寒六經辨證和雜病八綱辨證原則，奠定了中醫辨證論治的基礎，為醫學發展作出了重大貢獻。

後世尊稱張機為「醫聖」。他的著作輾轉流傳，時有散失，後經人收集整理而成《傷寒論》和《金匱要略》兩書，分論傷寒與雜病證治（按：金匱是指國家藏書之

處）。張機創立的診治原則和施治方法，至今仍為醫家所遵循。《傷寒論》和《金匱要略》，與《黃帝內經》、《神農本草經》並稱「四大醫典」（表5），可見張機在中醫學上的重要地位。

表5　四大醫典的簡要說明 *

書名	說明
《黃帝內經》（簡稱《內經》）	包括《素問》和《靈樞》：《素問》主要以陰陽五行解釋生理、病理現象，《靈樞》則論述針灸、臨床診斷和治療等問題。
《神農本草經》（又名《神農本草》，簡稱《本草經》或《本經》）	有概括藥物總論的序例，及收載藥物三百六十五種，據其不同性能和使用目的，分為上、中、下三品。
《傷寒論》	東漢張機（仲景）撰，外感熱病著作，是中國第一部理法方藥俱備的臨床專著，與《金匱要略》同為《傷寒雜病論》的重要組成部分。
《金匱要略》（全稱《金匱要略方論》）	東漢張機（仲景）撰，內科雜病專著，載疾病六十餘種，列藥方及附方二百六十二則。

＊註：另有一說，認為四大醫典是指《黃帝內經》、《難經》、《傷寒雜病論》及明代吳有性撰《溫疫論》。

二、在中醫臨床各科的建樹

張機在外科學方面，創造性地應用人工呼吸法來急救自縊的人，其方法是搶救者慢慢地抱住自縊的人，輕輕地放在床上，使其仰臥，一人用腳踏其兩肩，另一人以手按在其胸，做一壓一鬆的運動，一人持病者兩臂做屈伸運動。這樣的方法是很科學的。

　　《金匱要略》中，記述了婦女的月經病、帶下病、妊娠病、產後病等婦科疾患，許多治療法則和藥方至今仍有臨床意義，例如用溫湯治療月經病，用乾薑人參半夏丸治療妊娠嘔吐等。書中也記載了「臟躁」，類似現代醫學所講的癔病，屬精神方面的疾患，多發於女性身上，病人常常悲傷欲哭，其痛苦難以描述。「臟躁」這個病名是張機首創的。

　　《金匱要略》中有兩篇專講食療的文章，一篇叫做〈禽獸蟲魚禁忌並治〉，另一篇叫做〈果實菜果禁忌並治〉，當中說生紅點的肉不能吃，因疫病死去的牲畜的肉有毒亦不能吃，還說某些食物多吃產生副作用，吃得梅多牙齒會壞等等。

　　張機很重視養生，告誡人們平時應該注意防護，不要讓外來邪氣侵入人體，須堅持導引吸納鍛煉。性生活不可以無節制，飲食調養要合乎法度。

三、《傷寒雜病論》的整理

　　東漢張機撰醫經著作《傷寒雜病論》，成書至今已經歷了近兩千年，曾有四五百位醫家學者對此書的理法方藥進行探索，留下了近千種專著和專論。

　　《傷寒雜病論》又稱《傷寒卒病論》，約成書於210年（建安十五年），共十六卷，包括傷寒論治、雜病論治兩部分。問世之後不久即散失，西晉王叔和等人搜集整理，編次為《傷寒論》和《金匱要略方論》兩書，流傳於世。書中根據《黃帝內經》、《難經》等古代醫典

中的基本理論，系統地總結了漢代以前的醫學經驗，提出以六經辨證論治傷寒，以臟腑辨證論治內科雜病。首創包括理法方藥在內的中醫學辨證論治原則，促使中醫學基本原理與臨證實踐，進一步緊密結合，對中國醫學的發展，有巨大的作用和影響。

《傷寒論》是西晉王叔和整理編次的外感熱病著作，與《金匱要略》同為張機撰《傷寒雜病論》的重要組成部分，在中國醫學史上是第一部理法方藥俱備的臨床專著。此書共十卷，凡二十二篇，主要以六經辨證為綱，對傷寒各階段的辨脈審證大法和立方用藥規律，採用條文形式作出較全面闡述，總結了漢代以前診治急性熱病的經驗。載一百一十三方，共有三百九十七法和八十二種藥物。所錄方劑大都實用有效，對後世臨床醫學的發展有深遠影響，奠定了辨證施治的理論基礎，使中醫理論與臨證實踐緊密結合起來。現行本有明代趙開美復刻的宋刊本（即高保衡等的原校本），和金代成無己的全註本等。

西晉王叔和編整的內科雜病專著《金匱要略方論》，簡稱《金匱要略》，是東漢張機撰《傷寒雜病論》一書的重要組成部分。此書凡二十五篇，載疾病六十餘種，列藥方二百六十二則；實際上是二百二十九方，其餘屬於附方。

《金匱要略》總結了漢代以前的臨床經驗，主要以臟腑辨證論述內科雜病，兼及婦科、外科諸症，還有飲

食禁忌等，辨證切要，且強調預防疾病傳變。提出三因致病學說，對其後中醫病因理論的發展有巨大影響。治法方面，除內服方藥外，還記載了多種外治法，敘述搶救自縊的「人工呼吸法」，是醫學史上首見。此書迭經後人整理，成為奠定中國臨床醫學基礎的重要古典醫籍之一。

《金匱玉函要略方》三卷，亦是《傷寒雜病論》的傳本之一，此書原為張機所撰，經西晉王叔和整理而成。

四、傷寒學派的源流和發展

張機的《傷寒雜病論》被後世醫家奉為圭臬，對該書詳加註釋和闡述發揚者頗多，豐富了傷寒學說的內容。這些醫家雖有不同見解，而於繼承和發揮張機的學說思想上是一致的。

明清時期溫病學說興起，傷寒與溫病之間的學術爭鳴續有所發展。其間對於外感熱病的診治，尊張機傷寒之說者，自成一大派別，後世稱它為「傷寒學派」，是為古代醫學學術流派之一。

傷寒學派的主要代表人物和著作包括：（一）魏晉時期王叔和及其整理編次的《傷寒論》、《金匱要略》；（二）唐代孫思邈及其《千金翼方》；（三）金代成無己及其《注解傷寒論》；（四）明代方有執及其《傷寒論修辨》；（五）清代張錫駒及其《傷寒論直解》；（六）清代尤怡及其《傷寒貫珠集》。

☯　相 關 人 物　☯

張伯祖：張機的老師

張伯祖（二世紀），東漢時期的醫學家，南陽涅陽（今河南南陽）人。篤好醫方，精通脈法，療疾治病十不一失，為世人所推崇。張機（仲景）是他的弟子。

☯　醫 學 知 識　☯

「經方學派」與「時方學派」

張機的《傷寒論》和《金匱要略》二書，後世醫家奉為醫經，而稱書中所載的方劑為「經方」，以其立方用藥，都有嚴謹法度。醫家之中有宗於此而自成一大派者，稱為「經方學派」，簡稱「經方派」。

中醫學術史上稱張機之後的醫家所創方劑為「時方」。後世許多醫家都根據自己的實踐經驗，主張可用古代經方立法，而不必拘泥於其藥物組成；臨床治療處方多用宋代以後的時方，或者按照病症的實際情況，自行靈活處方用藥，故此被稱為「時方學派」，簡稱「時方派」。

‖‖　第八節　董奉：「譽滿杏林」的由來　‖‖

一、董奉的事跡

董奉（二至三世紀），三國時吳國著名醫家，字君異，侯官（今福建福州）人。他的醫術高明，醫德高尚。曾到越南，治癒了交州刺史杜燮的重症（中毒假死）。

後來董奉隱居廬山，為人治病，不計報酬，只要求重病痊癒者在其宅旁栽杏樹五株，輕病痊癒者栽杏樹一株，數年之間，已有杏樹十餘萬株。杏林中築一草倉，在杏熟季節時，人們可按規定，用穀換取杏子。

董奉把得來的穀米賑濟窮人，或幫助到廬山旅遊而遇困難者，每年約有二萬餘人得到救濟和幫助，後世一直傳為佳話。人稱董奉為「董仙」，這便是「董仙杏林」的故事。

二、杏林的比喻

「杏林」二字，自此成為稱頌醫家高尚道德的代名詞，如「杏林春暖」、「譽滿杏林」。後世亦有不少中醫機構、書籍和報刊，冠以「杏林」字樣。例如 1929 年 1 月在廣州創刊的《杏林醫學月刊》，共出版了一百零一期，內容豐富，在 1930 年代是廣東中醫界重要的學術和輿論陣地。

第九節　秦漢時期的養生之道

一、《黃帝內經》的觀點

秦漢至隋唐，是中國養生文化的繁榮期。西漢出現的眾多養生著作之中，《黃帝內經》匯集了先秦時期的各種養生觀點，書中提出的養生原則主要有二：一是調攝精神的形體，提高機體防病抗衰的能力；二是適應外

界的環境，避免受到外邪侵襲。〈上古天真論〉對此作了較全面的概括，而〈異法方宜論〉則介紹導引、按蹻（按摩導引）等養生術，後世的養生著作，大多是在這個基礎上發展起來而加以完善的。東漢時期的醫學家張仲景和華佗，都擅長養生。

二、氣功養生和房中術

　　秦漢時期的人，每每將長生不老的願望付諸追求的行動。秦始皇派徐福入海求取仙藥，漢武帝時有煉丹術燒煉仙丹的萌芽。丹藥來自體外，所以稱為「外丹」；後來轉而在人體自身中尋求習煉「內丹」的途徑，這就是「氣功養生」的發展過程。

　　在此前後，又有「房中術」的出現，針對男女之間的性生活，探討「房中養生」的方法和理論。馬王堆漢墓出土的一批竹簡、帛書，如《十問》、《合陰陽方》、《天下至道談》等，是先秦時期至西漢初年的醫學著作，內容都以房中術為主。《漢書》〈藝文志‧方技略〉著錄房中術著作計有八家，共一百八十六卷，按語說：「樂而有節，則和平壽考。」強調以正確的態度對待性生活。

三、《淮南子》與《論衡》

　　西漢淮南王劉安的《淮南子》，闡述劉安的養生經驗以養德為大旨，而以老莊為指歸，〈原道訓〉將養生的大要歸納為至粹「五至」，即至德、至靜、至虛、至

平、至粹：「故心不憂樂，德之至也；通而不變，靜之
至也；嗜欲不載，虛之至也；無所好憎，平之至也；不
與物散〔亂〕，粹之至也。」五至之目的在於「以中制
外」，即以內在的理性對外來的誘惑加以節制，由適度
的按抑，進而達到無所欲求的至高狀態。

東漢王充（27 年—約 97 年）的《論衡》，有〈自
紀篇〉述其養生經驗，謂「養氣自守，適時則酒；閉
明塞聰，愛精自保」。但他認為藥物養生，只可輕身益
氣；他對「老子之術以恬淡無欲延壽度世」的養生方
法，持不同以至反對意見，認為虛而不實，對於「導氣
養性」也持否定態度。這與他的天命觀是息息相關的，
認為個人的貴賤壽夭，均受「期」、「時」、「數」等必
然因素的支配，具有命定論的思想。

四、體操養生和音樂養生

東漢末年，華佗確立了稱為「五禽戲」的動形養
生之術。他對弟子吳普說：「古之仙者，為導引之事，
熊經鴟顧，引挽腰體，動諸關節，以求難老。吾有一
術，名五禽之戲，一曰虎，二曰鹿，三曰熊，四曰猨
（猿），五曰鳥，亦以除疾，並利蹄足，以當導引。」對
此，他闡述道：「人體欲得勞動，但不當使極爾。動搖則
穀氣得消，血脈流通，病不得生，譬如戶樞不朽是也。」

三國時期的詩人、音樂家嵇康（224 年—263 年）
篤好老莊導氣養性之術，著有〈養生論〉一篇，且提出
「綏以五弦」的音樂養生法，強調音樂可以有怡情消慮
的功效。

第四章

兩晉南北朝時期：醫學規模的宏備

晉朝（265 年—420 年）一百五十六年，分西晉（265 年—316 年）和東晉（318 年—420 年）。南北朝（420 年—589 年）一百七十年間，包括南朝宋、齊、梁、陳，和北朝的北魏、東魏、西魏、北齊、北周。既有全國統一的時候，但較多的時間處於分裂動蕩的社會狀態。

魏、晉之際的著名醫家，有王叔和、皇甫謐等；前者奠定脈學診斷的基礎，後者促進針灸學理論系統化。東晉道教理論家、煉丹家葛洪，著《玉函方》及《肘後救卒方》。南朝醫家陶弘景，系統地整理本草學；秦丞祖是醫學教育的創始者，雷斆是藥物炮炙學專家。龔慶宣著《劉涓子鬼遺方》，是現存最早的外科專著。

針灸在梁時傳入朝鮮和日本，中國以《針經》贈日本欽明天皇；陳時，知聰攜《針灸甲乙經》及《明堂圖》

等醫書至日本。

應予指出，隨着佛教流傳和道教盛行，衝擊了兩漢時期獨尊儒學的局面，逐漸形成儒、釋、道並存的文化，且有玄學興起。這對醫學發展，是頗有影響的。「崇尚自然」、「貴無」、「崇有」及「言、意、象」之辨等等，對中醫理論和診療技術，曾經起了一些作用；然而相伴而興的「服石」之風，卻成為醫學發展的障礙。道教人士在煉丹過程中的一些發現，客觀上積累了化學、藥物學的知識；其倡導的養生思想和方法，豐富了傳統預防醫學的內容。

▼ 年表 ▼　西晉和東晉時期事項

西晉（265 年至 316 年）
● 282 年（太康三年），醫學家、學者皇甫謐逝世。他所編的《針灸甲乙經》，是現存最早具有系統的針灸專書。
● 266 年（泰始二年）至 282 年（太康三年），王叔和著《脈經》。

東晉（318 年至 420 年）
● 364 年（興寧二年），道教理論家、煉丹家葛洪逝世。他著有《玉函方》及《肘後備急方》（初名《肘後救卒方》）。
● 414 年（義熙十年）；新羅醫生金武赴日為日本允恭大王治病。

‖　第一節　王叔和：奠定脈學診斷的基礎　‖

一、王叔和的生平和醫術

王叔和（180 年—270 年），魏晉時期著名醫學家。

一說姓王，名熙，以字行；另有一說，認為他姓王叔，名和。高平（今山東東平；一說山西高平）人。博通經史，窮研方脈，精意診切，深蘊修養之道。早年做過遊方醫，後因醫術精湛，被朝廷聘為太醫令。

　　王叔和推重脈學，致力搜集前代診脈文獻，細心予以考究，採擷各家學說精華，加上自己臨證的體會，總結成為二十四種脈象，使脈學系統化，對後世影響甚大。著有《脈經》十卷，是現存最早的脈學專書。相傳

表 6　《傷寒雜病論》的傳承

書名	編撰、著者
《傷寒論》	晉、王叔和編整
《金匱要略》	晉、王叔和編整
《注解傷寒論》	金、成無己註
《傷寒明理論》	金、成無己註
《金匱方論衍義》	元、趙以德撰
《傷寒論條辨》	明、方有德撰
《尚論篇》	清、喻昌撰
《金匱要略論注》	清、徐彬撰
《傷寒來蘇集》	清、柯琴撰
《金匱玉函經二注》	清、周揚俊撰
《傷寒貫珠集》	清、尤怡撰
《傷寒論類方》	清、徐大椿撰

他是東漢末期名醫張機（仲景）的弟子，由於張機的《傷寒雜病論》已有散佚，他將此書論傷寒和雜病兩部分，分別整理而成現時傳世的《傷寒論》和《金匱要略》二書（表6）。也有人認為，王叔和與張仲景的弟子衛汛是同時代人，而且有過交往，他可能由於這個緣故，見過《傷寒雜病論》。

二、集漢代以前脈學大成

王叔和撰《脈經》，成於公元三世紀。共十卷，精選《黃帝內經》、《難經》及歷代名醫有關脈學的論述，加以分門別類，而成集大成之作。

《脈經》在闡釋脈理的基礎上聯繫臨床實際，確立了寸口脈法，分寸、關、尺三部脈位和臟腑分配原則，舉其陰陽之虛實、形證之異同作為治療根據。又詳敘脈學的辨別方法，把脈象歸納為二十四種，並且將脈、證、治三者統一起來，奠定了中醫脈學診斷的基礎。但體例較為混亂，當中包括一些與脈學無關的內容。後世刻本頗多，對中國醫學貢獻甚大。中醫脈法在世界上廣泛傳播，這與王叔和的功勞是分不開的。

第二節　皇甫謐：促使針灸學理論系統化

一、皇甫謐的生平和醫術

皇甫謐（215年—282年），魏晉時期著名針灸學家、文學家，幼名靜，字士安，自號玄晏先生，安定朝

那（今寧夏固原東南）人。他出生後過繼給叔父為子，隨叔父遷居新安（今安徽歙縣地區）。早年習文，在經史百家方面頗有造詣。中年患風痹之疾，半身不遂。後潛心鑽研醫書，致力於針灸學。

皇甫謐匯集《素問》、《針經》（即《靈樞》）、《明堂孔穴針灸治要》三書有關針灸的記述，總結歷朝名醫經驗，著成《針灸甲乙經》，是現存最早的針灸學專著。書中對中醫經絡理論的闡釋，和統一古代針灸穴位的位置、名稱、取穴法等，作出了重大貢獻，既促使針灸學理論的發展及系統化，又以實用為依歸，開創了後世醫家分類編撰醫經的先例。

二、《針灸甲乙經》

《針灸甲乙經》原名《黃帝三部針灸甲乙經》，簡稱《甲乙經》，魏晉時期皇甫謐撰，約成於 259 年（甘露四年），是現存最早、內容較完整的針灸學專著。此書匯集《針經》（即《靈樞》的古名）、《素問》、《明堂孔穴針灸治要》三書並加以整理而成，對古代針灸療法進行了系統的歸納和總結，內容主要論述臟腑經絡、病因病理，詳載全身經穴部位和主治疾病、針灸方法等。

原書以天干編次，故名《針灸甲乙經》；本分十卷，南北朝時改為十二卷，凡一百二十八篇。唐代列為學醫的必修教材，在日本、朝鮮等國亦受到高度重視。書中以近半篇幅記述二百多種病症，並有近五百多個針灸治療處方，其處方特點是一病一穴的治療單方，不少是晉

代以前的古醫籍所未載的，更便於臨床醫生遵循。時至今日，仍是日本、法國等醫家研究針灸學說的重要參考材料。

Ⅲ　　第三節　葛洪：道教名醫及煉丹家　　Ⅲ

一、葛洪的生平和思想

葛洪（約 284 年─364 年），東晉道教理論家、醫學家、煉丹術家，字稚川，號抱朴子，丹陽句容（今江蘇句容）人。葛玄從孫，曾從葛玄弟子鄭隱受煉丹術。著《抱朴子》，是現存最早、體系最完整的「神仙家言」，又將道教的神仙信仰系統化、理論化，並與儒家綱常名教相結合，其思想基本上以神仙養生為內，儒術應世為外。

葛洪又著有《金匱藥方》百卷，因卷帙浩繁，不便攜帶，後節略為三卷，稱《肘後備急方》，內容包括各科醫學，在中國古代發揮了防病治病的積極作用，其中對天花、恙蟲病的記載，是世界醫學史上最早的。「肘後」是指該書篇幅很小，可以掛在胳膊上隨身攜帶，相當於現時所說的「袖珍本」、「手邊書」；「備急」是應急的意思，換言之就是一本「急症手冊」。

二、《抱朴子》和《肘後方》

葛洪著《抱朴子》，分內外兩篇：內篇二十卷，講神仙方藥、養生延年等，是古代有關氣功、煉丹的重要

著作；外篇五十卷，講人事問題。書中詳載煉丹方法，是中國古代煉丹術的重要著作。

葛洪著《肘後備急方》，初名《肘後救卒方》，簡稱《肘後方》，成書於三世紀，廣集民間驗方匯編而成。南朝梁時陶弘景加以增補，共得方一百零一則，題作《補闕肘後百一方》，凡六卷。金代楊用道摘取《證類本草》中的單方作為附方，改名《附廣肘後方》，凡八卷，遂成定本，亦即現存的《肘後備急方》。

《肘後備急方》內容豐富，每卷記載均有所側重，對若干急性傳染病的記述，有較高的醫學史價值。收錄治療各科疾病的方藥，多為常用單驗方，藥味精當，簡便有效。另有關於疥蟲、天花、結核病、狂犬咬傷的論述，不單是中國古代醫學文獻中最早的記載，亦為世界傳染病學紀錄之冠。

三、葛洪記載的幾種疾病

葛洪在世界醫學史上，第一次記載了天花這種傳染病，十分準確和詳細，比阿拉伯醫學家霄撒斯（Phazes）的記載早了近五百年。他又觀察到廣東羅浮山一帶的深山草地裏有一種比小米粒還細小的「沙虱蟲」，螫人吸血時會把「沙虱毒」帶入人體，引起發熱，起初病人身上還會出現皮疹。「沙虱」是恙蟲的幼體，這比西方醫生的記載早了一千五百多年。中國醫學對結核病的最早紀錄，也見於《肘後備急方》中。

此外，還有猘犬咬人引起的病症，即現時所稱的狂

犬病（瘋狗症）。葛洪建議的治療方法是以瘋狗腦漿敷在病人傷口上，初步體現了近代免疫學的思想。對於治療種種痛症，葛洪所提的都是民間草藥，既便宜又方便，深受百姓歡迎。

四、鮑姑：隨丈夫煉丹行醫

葛洪應相熟朋友廣州刺史嵇含之約，前赴廣州，在那裏認識了南海太守鮑玄（一作鮑靚）。鮑玄通養生術和醫藥學，很器重葛洪的才華，把女兒嫁給他，還把自己的學問傳授給他。

葛洪的妻子鮑姑（約 288 年—343 年，一說約 309 年—363 年），名潛光，東海（今屬山東）人。據載她長期跟隨丈夫在廣東羅浮山煉丹行醫，精通醫學，尤擅長灸法，以治贅瘤、贅疣聞名。鮑姑是中國古代有歷史記載的第一位女灸家，至今民間仍有很多關於她的傳說。

五、葛洪晚年居留羅浮山

葛洪的興趣在煉丹和醫藥兩方面。他年老的時候，聽說交阯（今越南）出產丹砂，是煉丹的主要原料，於是請求朝廷派他到靠近當地的勾漏縣（今屬廣西）當個縣令。皇帝認為葛洪資望很高，縣令的職位太小，沒有同意，葛洪一再請求說，他並不以當大官為榮，而是因為那裏有丹砂的緣故，終於得到皇帝批准。不過，葛洪路過廣州東面的羅浮山時，見該處景色秀麗，主峰飛雲

頂多瀑布和泉水，便停留下來，煉丹、行醫、著述，直至逝世。羅浮山這一道教「第七洞天」，至今仍有「葛洪煉丹處」的遺跡。

據說葛洪死前，寫信給他的朋友廣州刺史鄧岳，說他要到很遠的地方去訪師，馬上就要出發了。鄧岳接信後，急忙從廣州趕到羅浮山，本想給他送別，不料當天葛洪坐到中午就去世了，如睡着一般，鄧岳未能見到生面，傳說葛洪屍身柔軟，面色如生。葛洪是道教徒兼科學家、醫學家的代表人物，至今仍為不同界別的人士所推重。

⫶　第四節　劉涓子：外科治療承先啟後　⫶

一、劉涓子和龔慶宣

劉涓子（約 370 年—450 年）是東晉時期的外科醫生，京口（今江蘇鎮江）人，曾任彭城內史。據傳他在丹陽郊外射獵，得託名「黃父鬼」的異人所遺《癰疽方》一帙及藥一臼。後來劉涓子隨南朝宋武帝劉裕（420年—422 年在位）北征，有被金瘡者，以藥塗之，隨手而癒，遂將此書「演為十卷」，號曰《劉涓子鬼遺方》。

其後龔慶宣自稱得此書於劉涓子之孫劉道慶，重加編次整理，刊行於世。龔慶宣，南北朝時南齊江蘇鎮江人，生平未詳，他編次刊印的《劉涓子鬼遺方》一書，是中國現存最早的外科專著。

二、《劉涓子鬼遺方》

《劉涓子鬼遺方》自宋以後，有兩種殘本：其一題為《劉涓子治癰疽神仙遺論》一卷，內容主要是癰疽的證治；其二是《劉涓子鬼遺方》五卷，是現時的流傳本。龔慶宣將原書十卷整理為五卷，分述癰疽、瘡癤、瘰傷、疥癬及其他皮膚疾患的病因和治法，並錄內外治處方一百四十多則，包括治療竹木刺傷、火傷的藥方。書中所載「內治法」，為後世外科治療奠定了基礎。

《劉涓子鬼遺方》總結了晉代以前在外科方面的經驗和成就，對癰疽的診斷和治療尤為切合臨床實際。書中選用黃連、雄黃、水銀等藥，製成水銀膏治療皮膚病，比世界其他國家至少早了六個世紀。總的來說，此書的整理刊行，對外科學的發展，起到承先啟後的作用。

▼ 年表 ▼　南北朝時期事項

南朝時期（420 年至 589 年）

- 443 年（宋·元嘉二十年），宋因太醫令秦丞相之奏，始設醫學，置太醫博士、助教，草創醫學教育。
- 479 年（宋·昇明三年），藥學家雷斆撰《雷公炮炙論》，是中國醫學史上最早的製藥學專著。
- 498 年（齊·建武五年），南齊龔慶宣將東晉劉涓子撰著《劉涓子鬼遺方》整理成書，是現存最早的外科專著。
- 514 年（梁·天監十三年），中國針灸術傳入朝鮮。
- 536 年（梁·大同二年），道教思想家、醫學家陶弘景逝世。他著有《本草經集注》、《補闕肘後百一方》等書。
- 541 年（梁·大同七年），梁政府派遣醫生去朝鮮半島的百濟國。

（續上表）

南朝時期（420 年至 589 年）
● 550 年（梁‧大寶元年），中國針灸術傳入日本。
● 552 年（梁‧承聖元年），中國以《針經》贈日本欽明天皇。
● 562 年（陳‧天嘉三年），吳人知聰攜皇甫謐《針灸甲乙經》及《明堂圖》等醫書一百六十餘卷至日本。

北朝時期（439 年至 581 年）
● 510 年（北魏‧永平三年），北魏宣武帝（元恪）敕撰《醫方精要》。
● 556 年（西魏‧恭帝三年），曇鸞著《論氣治療方》、《療百病雜丸方》、《調氣方》約成於此時。
● 572 年（北齊‧武平三年），徐之才去世，著有《藥對》、《小兒方》、《徐王八世家傳效驗方》、《徐氏家傳秘方》等。
● 575 年（北齊‧武平六年），李密著《藥錄》；陳山提著《雜藥方》。
● 580 年（北周‧大象二年），姚僧垣著《集驗方》。
● 581 年（北周‧大定元年），姚僧垣次子姚最著《本草音義》。

第五節　陶弘景：系統整理本草學

一、一代醫家和「山中宰相」

陶弘景（456 年—536 年），南朝宋、齊、梁時著名醫學家和道士。字通明，晚年自號華陽隱居，丹陽秣陵（今江蘇南京）人。早年為諸王侍讀，至四十一歲辭官隱居，修心養性，鑽研醫藥，對本草學有深入研究。

齊高帝詔陶弘景為官，但他不願出山；梁武帝委以要職，也婉言謝絕。不過梁武帝每遇朝廷大事，仍請官員前去諮詢，當時的人，私下都稱陶弘景為「山中宰相」。

在中國醫學史上，陶弘景是對本草學進行系統整理的第一人，曾將《神農本草經》和《名醫別錄》兩書中的七百三十種藥物，予以分類編排，撰成《本草經集注》，是古代本草學的代表性著作。首創按藥物天然來源及按疾病分類的方法，規定丸、散、膏、丹、湯、酒藥的製作規程，統一醫藥斤兩的標準，使中醫藥學體系更為完備。

二、陶弘景的醫學著作

《本草經集注》七卷，將《神農本草經》的「三品」分類方法，按照藥物在自然界中的屬性分為六類：（一）玉石類；（二）草類；（三）木類；（四）蟲獸類；（五）果菜類；（六）米食類。此書體例嚴謹，註文參考了多種文獻及藥物調查資料，並有陶弘景自己的見解，是南北朝時期一部重要的藥物學典籍。

陶弘景又增補東晉葛洪的《肘後備急方》，稱為《補闕肘後百一方》。他在方劑學和養生學方面，有《效驗方》、《藥總訣》、《養性延命錄》、《養生經》等流傳於世。他深受道教思想影響，在冶煉學及煉丹學方面也有成就。

陶弘景是道教思想家，又是醫藥學家，經過刻苦鑽研和實踐，終於通曉了導引按摩之術。史書說他擅長辟穀導引的方法，年逾八十，面色紅潤而有光澤，關節仍然活動自如。《養性延命錄》收錄魏晉以來各家的養生學說，分為教誡、食誡、雜誡、服氣療病及導引按摩等。

▥ 第六節 秦承祖：醫學教育的創始者 ▥

一、秦承祖的生平和著述

秦承祖（五世紀）南朝宋時醫學家。為人性情耿直，有決斷；好藝術，精通針灸及醫藥。凡有病者，不問貴賤，都為他們醫治，時人稱他為「上手」。

秦承祖曾任太醫令，443 年（元嘉二十年）奏置醫學，以廣教授，是歷史上由政府主辦醫學教育的創始者。他又是較早繪製經絡穴位圖像的醫家之一，撰著甚多，計有《藥方》、《本草》、《明堂圖》、《脈經》、《偃側人經》等，均已佚失。

二、醫學教育機構的形成

中國最早的醫學機構，是在魏晉南北朝時期形成的。據《唐六典》記載：「晉代以上手醫子弟代習者，令助教部教之。」南北朝時期，宋文帝時太醫令秦承祖奏置醫學。北魏孝文帝於 477 年（太和元年），「詔群臣定律令於太華殿」，設有「太醫博士」和「太醫助教」。

太醫博士專門負責傳授醫學知識，官階為從七品下。太醫助教的主要職責是協助太醫博士把醫學知識傳授給醫學生，官階從九品下。

隋唐時期建立太醫署，醫學教育有更大發展。醫學進一步分科，增設針博士、按摩博士等。唐時地方設置的衛生官員，稱為醫藥博士，官階為從八品或以下，負責轄區內的醫療事務。

第七節　雷斅：藥物炮炙學專家

一、雷斅的生平和著作

雷斅（約五世紀），南朝宋時著名藥物學家。曾在宋武帝（420 年—422 年在位）和宋文帝（424 年—453 年在位）時任官。他熟悉藥物性能，對中藥的鑑別、製煉、藥用部分及修治方法等均有研究。

雷斅撰《雷公炮炙論》，介紹炮、炙、煨、炒等十七種藥物炮製方法，是最早的中藥炮炙專著，對後世藥物炮炙學的發展有很大貢獻。現時流傳的是近人輯本。

二、中國第一部藥物炮炙學專著

《雷公炮炙論》三卷，雷斅撰，胡洽重訂，總結前代藥物炮製技術，概述製藥的基本知識，並記錄三百多種藥物的炮炙加工經驗，其中有些炮製方法至今仍被採用。原書已佚，內容散見於《證類本草》、《雷公炮炙藥性賦解》、《本草綱目》等醫籍之中。現時流傳的是1932 年張驥的輯佚本，當中加入了古代其他本草書中有關炮炙的經驗。

三、《雷公炮炙論》的主要成就

第一，是記載多種炮製方法，計有炮法、炮炙法、焙法、煨法、蒸法、煮法、去蘆、去足、製霜、製膏、酒製、蜜製、藥汁製等十多種，所記載的炮製方法，經現代藥理實驗證明，大都正確。

　　第二，是對藥物修治如淨製、粉碎、乾燥、貯藏等各方面都有詳細要求，注意事項和所作規定具一定的科學性。

　　第三，是廣泛涉及炮製範圍，包括炮製時間、不同藥物的修治要求、膠醯輔料的取捨和用量、操作工藝流程、文武火候的掌握、中藥飲片的儲存、藥材真偽和優劣的鑑別等，有系統和全面的闡述。

⫼　　第八節　兩晉南北朝時期的養生之道　　⫼

　　晉朝葛洪著《抱朴子》，書中內篇涉及的養生長生方法，采掇百家，主要表現了道家之言。他注重預防，提出「養生以不傷為本」，即不傷害人體的正氣，強調良好的生活習慣是延年益壽的基礎。

　　北齊顏之推著《顏氏家訓》中，有〈養生〉一篇，主張從愛養神明、調護氣息、慎節起臥、均適寒暄、禁忌食飲、將餌藥物等多個方面，對身體進行調攝。

　　南朝道宗陶弘景的養生方法，見於他所著的《養性延命錄》中，主張開心寡欲以養神、導引吐納以養形，對於飲食和房事等方面，也有所闡述。

　　總的來說，三國、西晉和南北朝時期的著名養生家多信奉道教，因此集中體現了道家的養生長生之術。

　　相傳晉魏時人所撰的《黃庭經》，介紹道家內丹功夫，向有經典著作之稱，但因語多隱晦，致使不易理

解。收入《正统道藏》洞玄部本文類，其大旨在於服氣以養精神。東晉張湛的《養生要集》，介紹了很多當時流傳的養生方法，但原書久佚，其中一些關於衣着、飲食、漱口、沐浴、導引、房中述等的記述，留在日本《醫心方》一書之中。

　　隋代（581 年—618 年）結束了南北朝分裂的狀
態，下開唐代（618 年—907 年）的局面。其間武則天
稱帝，國號周（690 年—704 年），計十五年，史稱「武
周」。後來恢復唐的統治，直至唐朝滅亡。

　　唐代前期國勢鼎盛，在當時是世界上最強大的帝
國。唐太宗時社會日趨安定繁榮，史家譽為「貞觀之
治」。唐代的太醫署，醫療保健和醫學教育兼備；孫思
邈為醫學大家，世稱「藥王」。武則天掌政時期的侍御
醫，各擅所長。王燾保存古代醫藥文獻，其《外台秘
要》為隋唐醫學三大巨著之一；鑑真東渡日本，講經治
病均有貢獻；藏醫學的發展，骨傷科專著的撰述，凡此
種種，均展現了隋唐醫學的輝煌成就。

▼ 年表 ▼　隋朝及唐代前期事項

隋朝（581 年至 618 年）
● 608 年（大業四年），日本派藥師惠日、倭漢直福因等人來華學醫。
● 610 年（大業六年），巢元方等著《諸病源候論》。

唐代（618 年至 907 年）前期
● 624 年（武德七年），唐太醫署設醫學教育機構，分科教授醫學。
● 641 年（貞觀十五年），文成公主入藏，帶去醫書、藥物等。
● 659 年（顯慶四年），蘇敬等編《新修本草》。
● 682 年（永淳元年），孫思邈逝世。他編有《千金要方》及《千金翼方》。

‖　　　第一節　太醫署：政府醫藥機構　　　‖

一、政府醫藥機構的完備

　　太醫署主要以帝王和朝廷官員等為服務對象，始建於南朝宋時，至隋唐而臻於完備。署內分設各科，從事醫療保健工作，兼管醫學教育。唐代的太醫署，在當時是世界上最早的大型醫藥專科學校，師生多達數百人，分屬醫學、藥學兩大部：

　　一、醫學部 —— 下設醫、針、按摩、咒禁四科，醫科又分為體療（內科）、瘡腫（外科）、少小（兒科）、耳目口齒、角法（外治法）五個專業，因此亦有唐代八科之說。

　　二、藥學部 —— 內設有藥園，學生稱為「藥園生」，主要學習中藥栽培加工、配伍處方等醫藥知識。

其學制分為七年、五年、三年，考核有月考、季考、年終總考三種，視考試成績優劣，予以升、留或退學。教師的職稱，分別為博士、助教、醫師、醫工等。宋代改太醫署為太醫局，仍兼管醫療與教學；金、元、明、清改為太醫院，專管醫療保健工作。

掌管太醫署或太醫局、太醫院的行政長官稱為太醫令，戰國時期秦國設此職，以後由秦代至宋代均有設置，其下設太醫丞等助手。元、明、清時期仍有相當於太醫令職責的醫官，但其稱謂已變。

二、國家藥典的頒佈

唐代頒佈了世界上第一部國家藥典《新修本草》，又名《英公本草》、《唐本草》，由蘇敬、李勣（封英國公）等集體編撰，成書於 659 年（顯慶四年）。共五十四卷，包括正文、藥圖、圖經三部分：

一、正文二十卷，目錄一卷；

二、《新修本草圖》二十五卷，目錄一卷；

三、《本草圖經》七卷。

此書正文、根據南朝梁時陶弘景《本草經集注》予以補充和校勘，重加修訂改編而成，共收藥物八百五十種（其中新增藥物一百一十四種），並首創按藥物自然來源分類方法。書中插圖，是中國最早的藥物圖譜。

唐政府將此書列為學醫者的必修教材，其後日本、朝鮮等外國醫生也奉為用藥指南。唐代以後，正文收入《證類本草》等書之中，原書未見流傳後世，《新修本草

圖》和《本草圖經》早已亡佚。後世發現該書的早期版本，主要是日本仁和寺的殘卷，和 1899 年從敦煌石窟出土的卷子本殘卷（現分別藏於大英博物館和法國國家圖書館），當代有尚志鈞的《唐·新修本草》輯佚本。

Ⅲ　　　**第二節　巢元方：隋代太醫博士**　　Ⅲ

一、巢元方的生平和醫術

巢元方（約 550 年—630 年），隋代著名醫學家，京兆華陰（今屬陝西）人。醫術高明，尤精於病因病理，對疾病證候的研究造詣很深。他曾應隋煬帝之召，治癒大總官麻叔謀所患「風逆疾」（即眩暈病）。大業年間（605 年—618 年），授太醫博士。奉詔主持編成《諸病源候論》五十卷，是中國第一部全面論述病因和證候的專著，對後世醫學影響頗大。朝鮮、日本曾以此書作為醫學生必讀的經典著作。

《諸病源候論》又名《諸病源候總論》、《巢氏病源》，成書於 610 年（大業六年），是現存最早論述各科病證的臨床醫書。分各科疾病為六十七門，包括內、外、婦、兒、五官、口齒、骨傷等科，載列證候一千七百二十論，闡釋各種疾病的病源、病機、症狀，附有導引法，但不記方藥。

此書內容豐富，對一些傳染病、寄生蟲病、婦科病症、兒科病症和外科手術，有精闢創見，反映了當時在

臨證實踐方面已有顯著進步。書中關於麻風病、腳氣病等的敘述，是歷史上最早的記載。

二、《諸病源候論》的成就

第一，此書詳細記載了多種疾病。以內科雜病為例，有三十九種疾病的病因和病機，進而記載風病五十九種；又如記載傷寒病七十七種，可見廣泛涉獵了臨床各科疾病。

第二，《諸病源候論》正確闡述了疾病病因，除以傳統醫學理論解釋外，還依據臨床經驗有所創新。書中指出一些疾病雖然有很強的傳染性，但通過事先服藥可以有效預防；又指出消化道寄生蟲的感染，是與飲食有關，例如「寸白蟲候」因臟腑虛弱而能發動，「或云飲白酒，以桑枝貫牛肉炙食，並生粟所成；又云食生魚後，即飲乳酪，亦令生之。」

第三，是確切描述疾病證候。如消渴病，「夫消渴者，渴不止，小便多是也。」認為「此人必數食甘美而多肥，肥者令人內熱，甘者令人滿，故其氣上溢，轉消渴。」

《四庫全書總目》說：「《內經》之下，自張機、王叔和、葛洪數家外，此為最古，究其要旨，亦可云證治之津梁矣。」唐以後的許多醫著，如《千金方》、《外台秘要》及《太平聖惠方》等，都大量引用《諸病源候論》的內容。

III 第三節　孫思邈：「大醫精誠」 III

一、藥王的生平和醫術

　　孫思邈（581 年—682 年），唐代著名醫學家、化學家，京北華原（今陝西耀縣）人。他早年體弱多病，鑽研醫道藥理，頗具造詣；又博涉經史和諸子百家之說，兼通佛典。學成之後，屢辭朝廷徵召，長期在家隱居，行醫濟世。

　　孫思邈採集唐代以前的醫學文獻，搜求民間的治療經驗，結合個人的臨證體會，編著《千金要方》、《千金翼方》各三十卷。兩書包羅甚廣，是他畢生醫藥實踐的心得。在醫學上首列婦女、幼兒疾病，對創建中醫婦、兒兩科作出了重大貢獻；而於疾病分類、證候記述、治療方法、藥物方劑各方面都有創新，是中醫史上最早的臨床醫學百科全書。又詳論醫德、身體力行，開醫家重德之風，影響尤大。

　　後世尊稱孫思邈為「藥王」，把他隱居和採藥的五台山改稱「藥王山」；並在山中建廟塑像，樹碑立傳，以紀念他的高貴品德和醫學成就。（按：關於孫思邈生年的說法很多，有 515 年、541 年、581 年三說，581年是公認的說法。享年一百零一歲。）

二、救人治病的行醫事跡

　　孫思邈的醫術在五十歲前後達到很高水平，但相繼婉辭了唐太宗、唐高宗兩次召封，留在民間治病救人，

著書立說。

有一次，孫思邈在路上看到四個人抬着一口棺材往前走，有鮮血從棺材的縫裏滴出來，孫思邈探問跟在後面的老婆婆。原來她的女兒因難產折騰了兩日兩夜，孩子沒有生下來，女兒的性命卻丟掉了。孫思邈得知這女子才死了幾個時辰，於是要求把棺材打開，見女子臉色蒼白，但摸脈感覺還有一絲跳動，於是趕緊選好穴位針刺，還用了特殊的捻針手法，不一會兒，女子的胸部有了起伏，腹部也蠕動起來。隨着聽見嬰兒的一聲啼哭，一個白白胖胖的女娃娃便生了下來。產婦此時也睜開雙眼，孫思邈把隨身攜帶的藥餵給產婦，不久婦人便蘇醒過來。孫思邈這樣便救活了母女兩條性命，人們得知後都稱讚他是個神醫。

又有一次，孫思邈替一個腿痛的人治病，病人服了湯藥後無效，針刺療法扎了幾次，病人還是喊痛。孫思邈於是一面用大拇指在病人腿上輕輕地掐，一面問病人是否這處痛，病人忽然叫喊起來：「啊！是，是這兒。」孫思邈於是在該個部位扎了一針，果然把病人的腿痛止住了。孫思邈就把醫書上沒有記載、這個以痛取位的穴位，叫做「阿是穴」。這是對針灸學的一大貢獻，並且為後世的針灸學者所驗證肯定。

三、屠蘇酒的由來

湖南、湖北及江南一帶，每逢農曆正月初一的清晨，家人圍坐在一起，共飲一種叫做「屠蘇」的藥酒。

喝酒的次序不是先長後幼，而是先由最小的幼兒開始，順年齡由幼及長，最後才是年紀最大的老人。這種風俗，據說與孫思邈有關。

相傳有一年，江南一帶氣候反常，常州城裏出現瘟疫，首先從孩子們開始傳播，不久連老人家也染病了。孫思邈剛好出遊去到那裏，住在城外一處叫做「屠蘇」的庵中，經他診斷後，得悉大部分人患上肺炎、麻疹、大腦炎等春季流行病。當時城裏缺乏存藥，孫思邈於是上山採藥，並用酒炮製了一種藥酒，人們服後身體強壯起來，瘟疫隨之也被制服了。被問到藥酒叫甚麼名字時，孫思邈因為住在屠蘇庵，靈機一觸，順口就說叫做「屠蘇酒」，並把配製的藥方傳授給常州人。從此飲「屠蘇酒」便成為人們的一種習俗。

北宋政治家、文學家王安石寫有一首〈元日〉，詩云：

爆竹聲中一歲除，春風送暖入屠蘇。

千門萬戶瞳瞳日，總把新桃換舊符。

王安石是臨川（今江西）人，詩中便提到「屠蘇」，足見農曆新年飲屠蘇酒的風俗，在北宋已經很普遍了。

四、《千金要方》及其續編

《千金要方》又名《備急千金要方》，簡稱《千金方》，約成書於 652 年（永徽三年），以人命重於千金之意，用作書名。序例的「大醫習業」、「大醫精誠」

為題，首論醫德。此書共三十卷，凡二百三十三門，包括婦產、小兒、五官、口腔、內科傳染病、外科、急救、食治、養生、針灸、方劑等，內容相當豐富，且多精闢之論。

孫思邈詳細闡述婦產科諸疾的治療及優生思想，強調婦產科獨立設科的意義；又創用以自身血清接種防治多發性瘑病，實開醫學史上血清免疫的先河。另載有醫方五千三百餘則，並首創阿是穴，至今仍為醫家所常用。此書系統地總結和反映自《黃帝內經》之後至唐代初期的醫學成就，包括基礎理論和臨證診斷，又把婦科、兒科放在重要地位，是一部學術價值較高的著作。後世有九十三卷本，內容相同。

《千金翼方》撰於 682 年（永淳元年），是孫思邈早年著作《千金要方》的續編，書名取「羽翼交飛」之意，以與前書相輔相成。共三十卷，前四卷系統地論述本草學，強調採藥時節、道地藥材等的重要性，輯錄藥物八百餘種，詳載其性味、主治等，其中有些是唐代以前所未收錄的新藥和外來藥；第五至八卷討論婦人胎產崩傷，並記載婦女保健化妝用品的具體製備方法等；第九、十兩卷專論傷寒，是作者研習東漢張機（仲景）《傷寒論》的心得體會；其餘二十卷，分論養生、老年病防治、中風、雜病、救急、煉丹、外科、針灸等。

此書內容豐富，取材廣博，是古代一部很有價值的醫藥參考文獻，與《千金要方》同被譽為中國醫學史上

最早的臨床百科全書。

眼科著作《銀海精微》，舊題唐代孫思邈輯，但不見於唐宋史志著錄，現存最早的是明代刊本，不著撰人。此書分上、下兩卷，列八十二症，各症先圖後論，末附方藥，內容整備，至今仍為中醫眼科重要參考書。

❷ 相關人物 ❷

甄權、甄立言兄弟：與孫思邈結識

甄權（541 年—643 年），隋唐間針灸學家，少府、朝散大夫。許州扶溝（今河南扶溝）人。與弟甄立言因母病而研習方藥，遂成名醫。他精於針灸術與脈理，於 622 年（武德五年）繪製了針灸明堂人形圖三幅，以正面、背面、側面描繪人體的經絡穴位等，當時醫家爭相摹繪。643 年（貞觀十七年），唐太宗以甄權壽百三歲，親臨其家訪視長壽的飲食藥性，並賜壽杖衣服。著作有《脈經》、《脈訣賦》、《針經鈔》、《針方》及《明堂人形圖》，均已佚失。

甄立言（545 年—? 年），唐代醫家、太常丞。長於本草，曾用雄黃治癒寄生蟲病，使病者吐出蟲而痊癒。撰有《本草音義》、《本草藥性》、《古今錄驗方》。貞觀年間（627 年—649 年）逝世。兄弟二人均與孫思邈經常往來，研討醫學。

孟詵：曾師事孫思邈

孟詵（621 年—713 年），唐代大臣、醫藥學家，汝州梁（今河南臨汝）人。少好方術醫藥，曾師事孫思邈。他十分重視醫方的收集和飲食療法，對後世頗有影響。所撰《必效方》三卷、《食療本草》三卷等均佚，部分內容保存於《證類本草》及日本

醫籍《醫心方》之中。

　　《食療本草》成書於八世紀初，是現存最早專載食物本草的著作。原名《補養方》，計一百三十八條。後經唐代張鼎增補八十九條，共二百二十七條，分為三卷，並更名《食療本草》。全書大約記載了二百四十一種具有營養食療價值的食物本草，對後世飲食療法的發展有一定影響。原書早已亡佚，內容散見於《證類本草》、《本草綱目》等書之中。1907 年在敦煌莫高窟內，發現此書的唐人寫卷殘本。

‖‖‖　第四節　武則天時期的侍御醫　‖‖‖

一、張文仲：治療頭風有豐富經驗

　　張文仲（約 620 年—700 年），唐代醫學家，洛陽（今河南洛陽）人。他曾任武則天（690 年—705 年在位）的侍御醫、尚藥奉卿，對頭風、腳氣病有豐富的治療經驗。主張對這類慢性病，要重視季節氣候的變化，經常服藥以預防其發作，病情發作時只臨時稍息即可，武則天令他召集當時名醫，共撰《療風氣諸方》；張文仲又自撰《隨身備急方》三卷等，但已佚失。

二、秦鳴鶴：天子頭上微放血

　　秦鳴鶴（七世紀），唐代醫學家，籍貫不詳。他與張文仲同為唐高宗（650 年—683 年在位）侍御醫，醫術精湛，尤擅長針灸術。當時高宗苦風眩，頭重目眩不能視。秦鳴鶴診查後，認為是風氣上逆所致，砭刺頭部

微出血，即可治癒。皇后武則天聽後大怒，說天子頭上
豈可放血？此罪當斬。高宗則說醫生診病論疾，不可加
罪，況且病已不堪忍受，出血未必不佳，於是容許秦鳴
鶴刺其百會及腦戶穴，微放血而癒。皇后於簾中拜謝，
並予賞賜。

三、韋訊（慈藏）：黑犬隨行的「藥王」

　　韋訊（644 年—741 年），唐代醫家，道號慈藏，
京兆（今陝西關中）人。他曾任武則天的侍御醫，及擔
任掌管皇室膳食的官職。後來辭官遊走民間，常帶黑犬
隨行，為人治病，深得人民和官府敬重。唐玄宗擢官不
受，賜號「藥王」。民間流傳有韋慈藏成仙、黑犬成龍
的故事。

　　這一時期，臨床醫學逐漸專科化，相繼出現外科、
傷科、婦科、兒科、針灸科等現存最早的專科著作，唐
代太醫署中也有明確的分科。從中央到地方，唐代已形
成較完備的醫學教育體系；傳統醫學數世家傳授受的方
式甚為興盛，有徐氏八代醫學世家等等。

　　隋唐兩代，政府開始組織專人編撰醫藥學專著，例
如《諸病源候論》和《新修本草》，後者更被作為藥典
頒行全國。隨着陸上絲綢之路的開闢，東亞和東南亞海
上航路的發達，中外醫學交流日趨頻繁，例如在隋代就
有日本藥師惠日等人來華學醫。

▼ 年表 ▼　唐代後期及五代時期事項

唐代（618 年至 907 年）後期

- 710 年（景龍四年），金城公主帶醫藥及百工技藝入藏。
- 713 年（開元元年），孟詵逝世。他撰有《補養方》，後經張鼎增補，改名為《食療本草》。
- 739 年（開元二十七年），陳藏器約於此時撰成《本草拾遺》，創「十劑」（方劑）分類法。
- 752 年（天寶十一年），王燾著《外台秘要》。
- 753 年（天寶十二年），唐朝僧人鑑真赴日本講授醫學。
- 754 年（天寶十二年），藏醫宇妥·元丹貢布編著《四部醫典》。
- 762 年（寶應元年），王冰將《黃帝內經素問》重新編次後，加以註釋，世稱《次注黃帝內經素問》。
- 八世紀初，唐代漢醫馬晉達等撰譯藏醫書《月王藥診》。
- 841—846 年（會昌年間），藺道人著《仙授理傷續斷秘方》。
- 852—856 年（大中六年至十年），咎殷著《經效產寶》。
- 891 年（大順二年），日本藤原佐世編《日本國見在書目》，當中記述了中國隋唐以前的醫藥書一百六十餘部，一千三百餘卷。

五代十國（907 年至 960 年）

- 五代（927—960 年）李珣撰《海藥本草》。
- 934 年，後唐陳士良撰《食性本草》。
- 後蜀（938—965 年）時，韓保昇等修訂《新修本草》，編撰《蜀本草》。

Ⅲ　第五節　王燾：保存古代醫藥文獻　Ⅲ

一、王燾的生平和著作

　　王燾（約 670 年—755 年），唐代醫學家，郿（今陝西縣）人，宰相王珪是他的曾祖父。王燾幼年體弱多病，好研習醫術，官至門下省給事中兼管國家圖書中心弘文館凡二十年，廣泛閱讀晉唐以來的醫學古籍，喜與醫術高超之士交流，但並不以醫為業。

　　王燾後來貶守河東道的大寧（今山西隰縣），地處僻陋，時值溽暑，瘴癘盛行，因他備有驗方，患者賴以生存。王燾由是而生編寫醫書的動機，以十年時間，於752 年（天寶十一年）輯成綜合性醫學巨著《外台秘要》四十卷，凡百餘萬字，保存了現已亡佚的古代醫藥文獻材料，堪稱唐以前方書大成之作，對醫學發展有重要貢獻。此書另有簡本《外台要略》十卷，但已佚失。

二、醫學巨著《外台秘要》

　　《外台秘要》又名《外台秘要方》，簡稱《外台》，是當時一部總結性的醫學方書，取《三國志》中《魏志》「蘭台」（即宮內藏書處）為「外台」之稱，作為書名；一說因王燾出守於外，謂為「外台」。

　　此書分一千零四十八門，先論後方，當中提到的疾病包括內、外、婦、兒、骨、皮膚、五官等科，並有關於中毒、急救等方面的記載。所錄醫方約有六千餘則，大多採自官藏前代名家方書，且選收民間有效的單

驗方。搜集廣博而不龐雜，所引用的書籍都詳細註明出處，是研究唐代以前醫藥學的重要著作，文獻價值極高。

《外台秘要》收錄唐以前醫方近萬，與隋代巢元方的《諸病源候論》、唐代孫思邈的《備急千金要方》和《千金翼方》並列為隋唐醫學的三大巨著，嚴謹精密的程度，堪稱醫史文獻整理研究的典範。

三、提高認識疫病的水平

王燾引甄權《古今錄驗方》說：「渴而飲水多，小便數，無脂似麩片甜者，皆是消渴病也。」同時強調，「得小便鹹苦如常」，是治療的標準，這是中國醫學史上依據客觀指標確診糖尿病的最早記載。

關於黃疸證治，王燾記述了孟詵《必效方》觀察黃疸治療過程進退的客觀指標：「每夜小便浸少許白，各書記日，色漸退白，則差。」這是中國醫學的治療觀察法，病者亦可據此自覺症狀是否有所改善。

王燾又引用姚僧垣撰《集驗方》，強調：「諸產生後，宜勤擠乳，不宜令汁蓄積下去。」指出產後不自己哺乳嬰兒，或因其他緣故而無嬰兒飲乳，是乳腺膿腫的原因，要預防婦女產後由於乳汁鬱積而引起乳腺炎的發生，甚至演變成為癰疽。

《外台秘要》引述的醫籍，或已散佚不存，保存前人經驗或著述，實在功不可沒。

第六節　鑑真：東渡日本講經和治病

一、鑑真的生平事跡

　　鑑真（688 年—763 年），唐代高僧、醫藥學家，俗姓淳于，揚州（今江蘇揚州）人。自幼出家，除鑽研佛經外，也潛心於醫學和藥學，後到長安隨實際寺高僧兼醫學家弘景（又稱恒景）學習。回到家鄉揚州，鑑真在各大寺院進行講座，很受歡迎；此外，他還參加了很多與佛教有關的社會活動。

　　753 年（天寶十二年），鑑真應日本遣唐使的邀請，東渡日本，講經之外，曾為光明皇太后等治病。日本學者著有《鑑上人秘方》（又作《鑑真秘方》）一卷，日人丹波康賴《醫心方》之中，亦有引述其醫方。日本江戶時期（1603 年—1867 年）以前的藥商，都宗奉鑑真為始祖。

二、在日本傳授醫學

　　鑑真東渡日本，頭幾次都失敗而回，第五次時，已雙目失明。第六次終於成功抵達日本九州，稍事停留後就去到奈良，受到朝野歡迎。這次隨行的弟子，連同三個外國僧人，總共有二十四人，攜帶物品有佛像、佛具、佛經以及王羲之、王獻之的真跡行書等字帖。

　　鑑真把中國的戒律制度帶到日本，在日本建立授戒制度，還有律宗教義、天台宗經典等，他主持營建的唐招提寺是反映盛唐建築、雕塑藝術精華的寶庫。

　　鑑真赴日本前，就已通曉醫術和本草學。他在日本

傳戒之餘，還傳授醫道和製藥方法。光明皇太后有病時，鑑真所進的醫藥很有功效。聖武天皇病時，鑑真和他的弟子也曾進宮參與治病。

鑑真自幼生長的揚州有藥節，使他學會了如何鑑別藥物。幾次東渡未成輾轉各地時，擴大了對藥物的認識。到日本後，曾經應朝廷之請，用鼻嗅、手觸、味嘗等方法，評定各種藥物的真偽。鑑真還經常為日本人民看病，療效很多。在九世紀末的《日本國見在書目》中，載有《鑑上人秘方》一卷。現時日本東大寺正倉院內，還保存着唐代由揚州運去的中藥。

☯ 相 關 著 作 ☯

《醫心方》：日本綜合性醫書

《醫心方》三十卷，丹波康賴（912 年—955 年）撰於 984 年（永觀二年），內容選輯中國唐代及以前多種醫籍的理論和臨床各科資料，註明原文出處，所附編者按語亦很精彩。書中保存了不少現已散佚的醫籍資料，很有參考價值；又載有各種藥味的日漢名稱、產地、計量方法，及藥的配伍等。近代以來，此書在中國醫學界甚受重視。

‖‖‖ 第七節　宇妥・元丹貢布：藏族醫學家 ‖‖‖

一、對藏漢醫學交流作出貢獻

宇妥・元丹貢布（708 年—833 年），唐時藏族著名醫學家，亦作宇陀寧瑪・元丹貢布，簡稱宇陀，生於

拉薩西部。曾任藏王松贊干布太醫，並到中國內地及印度、巴基斯坦等鄰國研習醫學。他在總結西藏民間醫療經驗，及吸收內地漢族醫學理論的基礎上，主持編寫了藏醫學經典名著《四部醫典》。另外，著有《原藥十八種》、《脈學師承記》等醫書。他對藏醫學的發展和漢藏兩族醫學的交流，作出了重大貢獻。據傳他享年一百二十五歲。

《四部醫典》又稱《醫方四續》，藏文名為《據悉》，是現存最完整、最重要的藏醫學古代經典著作，成書於 754 年（天寶十三年）。分為《總則醫典》、《論說醫典》、《秘訣醫典》、《後續醫典》四部，內容包括人體生理、病理、疾病診斷和分類、內外治法、藥物方劑等，並附有七十九幅描繪細緻的彩圖。此書全面而系統地對古代藏醫理論及其實踐作出總結，奠定了藏醫學的理論基礎。從其涉獵之廣泛，明顯可見吸收了印度醫學及漢族醫學的內容。《四部醫典》後來傳入蒙族地區，有助推動蒙醫學的發展。

二、宇妥的醫術和醫療實踐

宇妥・元丹貢布出生於世醫家庭，自幼即與父親研討醫學，刻苦鑽研，掌握了豐富的醫學知識。成長後不畏艱險及路途遙遠，曾三次到印度遊學，又帶着門徒到山西五台山。

十五歲時，藏王赤松德贊害眼病，為了使藏王不用手去摸眼睛，宇妥便對藏王說他的膝蓋部將會有一種更

厲害的毛病，要用手按摩膝蓋骨，藏王照着做，結果眼病很快便痊癒了。又一次。藏王得了牙病，宇妥說他的硬顎上將會長出贅瘤來，敦囑藏王要不斷用舌頭舐口腔的頂部，因為舌頭沒有觸蹤牙齒，很快牙病就治好了。

宇妥在藏醫學的成就，首先是確立了藏醫基礎理論，結合藏民族醫學的特點，對具有藏醫特色的尿診尤有詳細的論述。他的醫術十分高明，在長期醫療實踐中，常常採用一些暗示療法和心理療法，以達到治癒疾病的目的。

更重要的是，宇妥表現出作為一位醫學家的高尚風範，強調要以病人的生命為重，要有以德報怨的寬闊胸襟；同行之間要互相學習，互相友愛。他不但對門徒有嚴格的要求，自己長期在醫療活動身體力行。在廣大群眾之中，被尊為「醫聖」、「藥王」。

三、藏醫學的發展及其特色

藏醫學是指藏族傳統醫學，主要流傳於西藏、青海等藏族居住的地區。藏族人民早在公元前已掌握了用熱酥油來止血、用青稞酒渣來敷貼傷口等醫療知識；其後，又逐漸吸收了漢族醫學和印度醫學的精華。

《月王藥診》是現存最早的藏醫學著作，藏文名為《門杰代維給布》，梵文名為《索瑪拉扎》，成書於公元八世紀初，由唐代漢醫馬晉達（藏文譯音）和藏族譯師別洛扎等撰譯。此書參考前代中醫學和藏醫學文獻，總結了當時西藏民間的醫療經驗，共載藥三百餘種，多為

西藏特產藥物，並有人體生理、病理、疾病治療方法，以及藏醫獨特的導尿、放血等醫術的紀錄。所述醫理，大體上與漢族醫學一致，書中載錄的許多治療方法，至今仍為藏醫沿用。

宇妥·元丹貢布的《四部醫典》，標誌着藏醫學醫療體系的建立。藏醫認為，人體由「隆」、「赤巴」、「培根」三種體液構成。在正常人的身體中，保持着平衡協調的狀態；但當平衡失調時，人體就會產生疾病。診斷上應用四診，而以切脈和尿診最為重要。藏藥多達一千四百餘種，內服藥大多為丸、膏、散等劑型。

☯ 相 關 人 物 ☯

韓維康：受聘入藏行醫

韓維康（七世紀），一名韓文海（藏文譯音），唐代醫學家。他受藏王松贊干布（約 630 年—650 年在位）之聘，入藏行醫及傳授醫學。著有《漢地雜病治療》，並與人合作，編成綜合性醫學著作《無畏武器》七卷。此書後來被譯成藏文流傳，藏文名為《敏吉村卡》，對漢藏兩民族的醫學交流作出了貢獻。韓維康的著作已佚失。

馬哈金達：隨金城公主入藏

馬哈金達（八世紀），唐代醫家、僧人。710 年（景龍四年）隨金城公主入藏，藏王棄隸縮贊（704 年—755 年在位）命他參與整理和翻譯金城公主帶去的醫書。馬哈金達對藏醫學的發展及漢藏兩種醫學體系的交流，作出了貢獻。

第八節　藺道人：撰寫骨傷科專著

一、藺道人的生平和醫術

藺道人（約 790 年—850 年），唐代骨傷科醫家、僧人，真實姓名不可考，長安（今陝西西安）人。精於醫術，擅長傷科，據說是從一位老僧處繼承了骨傷科理論和技術，在寺院為傷者診治。會昌年間（841 年—846 年），因朝廷下令廢除寺院，還俗後四處雲遊。曾隱居於宜春（今江西境內），買田數畝，墾畬種粟，自給自足。

藺道人由於悲觀厭世，很少與人交往，亦不為人療傷，只有一位出家人鄧某與他對酌唱歌。當時有一個為藺道人助耕的彭叟，其子因砍伐木材墜地，折頸挫肱，求醫於藺道人。經他診視之後，命買藥數品，親自調治，數日而癒。眾人知藺道人醫術高明，前往求治者日多，他頗感不耐煩，滋將其治療技術和藥方傳授給彭叟。所撰《仙授理傷續斷秘方》，介紹整骨手法的步驟、方法和用藥，是現存第一部骨傷科專著，對後世中醫傷科的發展有很大影響。

二、《仙授理傷續斷秘方》

藺道人把醫術傳授給彭叟，告誡他不以為取，不輕售，不傳非人。自此人們只知治骨傷者宗彭氏，而藺道人則繼續過着清靜閒逸的日子。彭叟為人治療時，還經常唱起藺道人與鄧先生對杯醉臥時的那首歌：「經世學，

經世學成無用着；山中樂，山中樂土堪耕鑿。……」

　　江西觀察使行部至袁州時，聽到彭叟所唱的歌，甚覺詫異，詢問之下，得悉道人姓氏，即欲邀之，遣人跟彭叟往廬，但已不見藺道人蹤跡，亦不知道他的去向。藺道人所傳授的醫書本名《理傷續斷方》，因流傳藺道人像神仙般遠去，題為《仙授理傷續斷秘方》，使此書顯得更為神秘。

　　此書一卷由三部分組成：第一部分是「醫治整理補接次第口訣」，即骨折脫臼治療常規，概括敘述由病人請診開始到完成診治的程序要點，簡明扼要；第二部分是具備檢查各部位損傷的情形、診斷方法、整復手法及固定等治療要點；第三部分為諸藥、記載傷科常用的方藥等。內容集中論述骨折與關節脫位的治療原則和方法，在臨床實踐及文獻研究方面都有相當的價值。

第九節　隋唐時期的養生之道

　　中國的養生術，繼魏晉六朝糅合道家長生術之後，到了隋唐時期，又引進了佛家的禪定和天竺按摩法。這時期的養生學著述，主要見於隋代巢元方的《諸病源候論》、唐孫思邈的《千金要方》和《千金翼方》等書之中的有關篇章；此外，還有唐朝道士司馬承禎的《天隱子》，主要論述成仙的可能性，關鍵在於修煉自己的「靈氣」。

　　孫思邈撰《千金要方》，系統地總結和反映自《黃帝內經》之後至唐代初期的醫學成就，卷二十七〈養性〉，分為〈養生序〉、〈道林養性〉、〈居處〉、〈按摩法〉、〈調氣〉、〈服食〉、〈黃帝雜忌〉、〈房中補益〉八篇。

　　〈道林養性〉在述及居處時，認為居處「不得綺靡華麗」，只要「雅素淨潔，無風雨暑濕」就可以了，因為綺靡華麗的居處容易誘發人們「貪婪無厭」的心理，而這正是不可不妨的「患害之源」。在穿衣方面，「濕衣及汗衣皆不可久着，令人發瘡及風瘙」。大汗能易衣佳，不易者急洗之。不爾，令人小便不利。凡大汗勿偏脫衣，喜得偏風半身不遂。春天不可薄衣，令人傷寒霍亂，食不消，頭痛。

　　睡眠時有很多要注意的地方。冬天寒冷，人們常把頭覆在被窩裏睡。但被內空氣混濁，常會導致白天頭暈腦脹，久而久之，難免對健康造成影響。認為「冬夜勿覆其頭，得長壽」。其次，是睡着時要側身屈腳，醒來時要舒展身腰和四肢，「故曰睡不厭踧〔縮蜷〕，覺不厭舒」。還有，「凡眠，先臥心，後臥眼」。即是說，睡眠的時候「先臥心」，讓心靜下來，然後才「臥眼」。這些見解是符合人體生理的。

　　在〈房中補益〉篇中，孫思邈認為性愛對人的健康有補益作用，但房事活動要根據年齡的不同，適度調節，不可縱欲，致傷身體。對性欲強加壓制，同樣會危

害健康，「凡人氣力自有強盛過人者，亦不可抑忍。久而不泄，致生痈疽」。孫思邈明確指出：「男不可無女，女不可無男。無女則意動，意動則神勞，神勞則損壽。若念真正無可思者，則大佳長生也，然萬無一有。」又特別強調：「強折鬱閉之，難持易失，使人漏精尿濁，以致鬼交之病，損一而當百也。」這番見解，從生理和心理兩方面論述男女問題，是符合健康之道，並且有醫學價值的。

在《千金翼方》中，提到養生方面的主要有養性、辟穀、退居、補益四卷。所載內容大多平易可行，切合實際，正如書中所說：「行住坐臥，言談語笑，寢食造次之間能行不妄失者，則可延年益壽矣。」

總的來說，隋唐時期提出的養生方法，包括飲食養生、藥物養生、運動養生和情志養生，較前代更加具體和豐富了。

第六章

兩宋時期：醫學的普及發展

宋代（960 年—1279 年）分為北宋（960 年—1127年）和南宋（1127 年—1279 年）兩個時期，其間又有契丹族建立的遼（916 年—1125 年）和党項族建立的大夏（西夏，1038 年—1227 年）兩個政權。

宋代大量培養文士，促進了科學文化的發展。醫學方面，對醫藥理論和臨床經驗，均有所總結和提高。范仲淹說：「不為良相，當為良醫。」足以反映當時對醫家的重視，「儒醫」之名也在宋代出現。政治家王安石、文學家蘇軾、科學家沈括等，都通曉醫藥；宋代名醫朱肱、許叔微，皆為進士出身。

理學的發展，促進了醫學界對五運六氣理論的探索，運氣學說盛行於宋代，朝廷甚至每年發佈「運曆」，預告當年所立運氣、易生病證及其治療方法等。

宋代政府關注醫學教育，納入國家官學系統。校正

醫書局集中了一批著名學者和醫家，保存醫藥文獻，編撰醫藥著作；又成立藥局，推廣成藥。各類專書和圖譜，豐富了醫藥知識。臨床各科的成就，也是頗為突出的。例如針灸學方面，時間針法用於臨床，灸法得到獨立發展，而針灸銅人的創製更是別出心裁。

兩宋時期，中朝醫藥交流達於高峰，有許多中國醫生到朝鮮行醫或教學，促進了朝鮮醫學的發展。中國向朝鮮贈送醫書，朝鮮贈送香藥給中國，可舉的例子很多；中國一些亡佚的醫籍，在國外得以保存，也是值得注意的。

▼ 年表 ▼　北宋時期事項

北宋（960 年至 1127 年）
● 971 年（開寶四年），設市舶司，中外醫藥交流頻繁。
● 973 年（開寶六年），劉翰等編《開寶新詳定本草》（次年重訂為《開寶重定本草》）。
● 981 年（太平興國六年），詔各州士庶獻醫書，詔翰林學士賈黃中等於崇文院編錄醫書。
● 982 年（太平興國七年）至 992 年（淳化三年），王懷隱等編《太平聖惠方》。
● 986 年（雍熙三年），賈黃中等纂《雍熙神醫普救方》。
● 988 年（端拱元年），日本贈琥珀等藥物。
● 992 年（淳化三年），設翰林醫官院掌醫之政令，管理醫藥事宜。改太醫署為太醫局，隸於太常寺。
● 992 年（淳化三年）至 1109 年（大觀三年），闍婆國遣使贈藥物。
● 996 年（至道二年），詔京城醫工通《本草》、《難經》、《素問》及善針藥者，補翰林醫學、醫學祇侯。
● 998 年（咸平元年），陳煦著《集驗方》。

（續上表）

北宋（960 年至 1127 年）
● 1000 年（咸平三年），設立司法組織，制訂檢驗法令。
● 十一世紀，阿拉伯名醫伊本‧西拿所著《醫典》中，有關於中國藥物與脈學的記載。
● 1001 年（咸平四年），諸路設病囚院。丹眉流國遣使贈藥物。
● 1016 年（大中祥符九年），高麗國遣使，宋真宗贈《太平聖惠方》攜歸。
● 1026 年（天聖四年），王惟一著《銅人腧穴針灸圖經》。次年，主持鑄造針灸銅人兩具。
● 1027 年（天聖五年），國子監將校定的《素問》、《難經》、《諸病源候論》幕印頒行。
● 1041 年至 1048 年（慶曆年間），吳簡繪製《歐希範五臟圖》。
● 十一世紀中葉，高麗刊刻《黃帝八十一難經》等中國醫書。
● 1048 年（慶曆八年），頒佈《慶曆善救方》。
● 1057 年（嘉祐二年），設立校正醫書局，校定古代醫書；編寫本草、醫方，並刊刻印行。
● 1060 年（嘉祐五年），掌禹錫等編著《嘉祐補注神農本草》，次年刊行。
● 1061 年（嘉祐六年），蘇頌等編著《本草圖經》。
● 1075 年（熙寧八年），沈括著《良方》（又名《沈存中良方》）。
● 1076 年（熙寧九年），太醫局從太常寺分出，別立提舉、判局等官職，選「知醫事者為之」。創立太醫局熟藥所，後改稱醫藥惠民局及醫藥和劑局。
● 1079 年（元豐二年），北宋派王舜封率醫師赴高麗，並攜帶大批藥材。
● 1083 年（元豐六年），唐慎微著《經史證類備急本草》。宋政府曾三次校訂刊行，頒佈全國。
● 1086 年（元祐元年），韓祇和著《傷寒微旨論》。
● 1093 年（元祐八年），董汲著《小兒斑疹備急方論》。
● 1098 年（元符元年），楊子建著《十產論》。

（續上表）

北宋（960 年至 1127 年）
● 1099 年（元符二年），劉溫舒著《素問入式運氣論奧》。
● 1100 年（元符三年），龐安時著《傷寒總病論》刊行。
● 1102 年至 1106 年（崇寧元年至五年），楊介通過屍體解剖編繪成《存真圖》。
● 1103 年（崇寧二年），設「修合藥所」（後改為「醫藥和劑局」）；醫學隸屬國子監；派遣醫官牟介等赴高麗，設學館於興盛宮。
● 1107 年（大觀元年），陳師文等校正《和劑局方》。
● 1108 年（大觀二年），朱肱著《類證活人書》。
● 1111 年至 1117 年（政和元年至七年），醫官曹孝忠等編《聖濟總錄》。
● 1116 年（政和六年），寇宗奭著《本草衍義》。
● 1119 年（宣和元年），閻孝忠匯集錢乙經驗編成《小兒藥證直訣》。

第一節　設立校正醫書局和官辦藥局

一、校正醫書局刊行醫籍

　　北宋時設置校正醫書局，是世界醫學史上最早的國家醫藥出版機構。1057 年（嘉祐二年）創立後，即召集當時著名醫家和學者，包括掌禹錫、林億、高保衡、張兆、秦宗古、朱有章等人具體負責，搜集歷代重要醫籍，加以整理、考證和校勘，歷時十餘年，於熙寧年間（1068 年—1077 年）將校正整理完畢的《黃帝內經》、《難經》、《脈經》、《傷寒論》、《神農本草經》、《千金要方》、《千金翼方》、《外台秘要》等醫學經典著作定為標準版本，陸續刊行。

　　宋代印刷技術和造紙業的進步，為醫籍的刊行提供了有利條件。經過多年的戰亂，書籍散佚嚴重，宋政府因組織大規模的編修古籍工作，古醫籍的整理也得到充分重視。校正醫書局對宋代醫學的發展，以及醫藥典籍的流傳，作出了重要貢獻。

☯ 相 關 人 物 ☯

掌禹錫：兼通醫藥的北宋大臣

　　掌禹錫（992 年—1068 年），字唐卿，許州鄭城（今河南鄭城）人。好藏書，善記憶，為人謙厚，兼通醫藥。1057 年（嘉祐二年），與林億、張洞、蘇頌奏請於集賢院設置校正醫書局；又會同醫官秦宗古、朱有章等，以《開寶本草》為藍本，參考諸家本草，進行校正補註，於 1060 年（嘉祐五年）撰成《嘉祐補注神農本草》二十卷。掌禹錫又參與《本草圖經》的編撰工作。

林億：校訂《素問》等醫籍

　　林億（十一世紀），北宋醫學家，官朝散大夫、光祿卿直秘閣。精醫術，熙寧年間（1068 年—1077 年）與國子博士高保衡等先後校正《素問》、《傷寒論》、《針灸甲乙經》等醫藥典籍，尤以校訂《素問》而醫名大著，改正謬誤六千餘字，增註義二千餘條。林億等人所校的醫書，一直為通行本，被廣泛傳習，其校書方法亦為後世學者所宗。

高保衡：參加醫籍校定工作

　　高保衡（十一世紀），北宋醫家，籍貫不詳。熙寧年間（1068 年—1077 年）為朝奉郎國子博士、太

子右贊善大夫，並在校正醫書局任職，參加《素問》、《傷寒論》、《金匱要略方論》等書的校定工作。精通醫學，深明方藥病機。

蘇頌：主編《圖經本草》

蘇頌（1020 年—1101 年），北宋科學家兼醫學家，字子容，泉州南安（今屬福建）人。舉凡經史百家，無所不學。嘗製成水運儀象台，並著《新儀象法要》。1057 年（嘉祐二年），蘇頌任太常博士集賢校理，參與校正醫書局的工作，並主編《圖經本草》二十卷，圖文並茂。

二、太醫局開設熟藥所

北宋時，太醫局於 1076 年（熙寧九年）在京都汴梁（今河南開封）創設「熟藥所」，又稱「賣藥所」，是世界上最早開辦的國家藥局。熟藥所分為兩部分：

一、和劑局 —— 主要職責是管理製作藥物製劑，把固定方劑配製成丹、膏、丸、散等各種劑型，並且由國家專利出售，禁止商人投機。

二、惠民局 —— 負責向百姓和災民發放治病防疫的藥物等事宜。

1103 年（崇寧二年），增設為五所，另設「修合藥所」（炮製作坊）二所，還逐漸擴展到全國各州縣。其後改稱「醫藥和劑局」、「醫藥惠民局」。

南宋時也設有熟藥所，後來改名「太平惠民局」。不僅賣藥，而且治病，每於疫病流行時，施散藥物。不久淮東、淮西、襄陽、四川、陝西等地，均仿照成立了「惠民藥局」，並延續到元代。

藥局起到一定的「惠民」作用，製作和銷售的成藥，服用方便，易於攜帶，宜於保存，而且比較有效，價錢也較廉宜，比市價減三分之一。宋代成藥的研製，達到了空前水平。

III　第二節　藥物學和方劑學的發展　III

一、官修本草

一、《開寶本草》：首部版刻藥學專著。北宋朝廷於973 年（開寶六年）編成《開寶新詳定本草》，但因內容未盡完善，翌年重新校訂，改名《開寶重定本草》，共收藥九百八十四種。

上述兩書均已佚失，《證類本草》中保存了後者的主要內容。習慣上以《開寶本草》統指兩書，引述則以《開寶重定本草》為主。

二、《嘉祐本草》：全稱《嘉祐補注神農本草》，北宋掌禹錫、林億、蘇頌等編修，1060 年（嘉祐五年）成書，次年刊行。共二十卷，是在《開寶本草》的基礎上予以增補，並添加新註，載錄新舊藥物一千零八十一種。原書已佚，部分內容見於《證類本草》之中。

三、《本草圖經》：全稱《嘉祐圖經本草》，又稱《圖經本草》，北宋蘇頌主編，1061 年（嘉祐六年）成書，次年刊行。此書根據一次大規模的全國藥物調查，按各地所產藥材進行實物繪圖並加以說明。內容亦吸收了部

分國外藥物知識。全書共二十卷，對藥物來源及鑑別，都有詳細的論述，且能結合用藥的實際情況。原書已失傳，其內容見於《證數本草》之中。

☯ 相 關 著 作 ☯

《本草衍義》：補官修本草

《本草衍義》二十卷，北宋寇宗奭撰於 1116 年（政和六年）。1119 年（宣和元年），由其姪寇約刊行。此書補充並發揮《嘉祐補注神農本草》和《本草圖經》兩書未盡完善之處，故名「衍義」，糾正了前人的一些錯誤，又指導正確使用人工化學藥品的途徑。

《寶慶本草折衷》：南宋民間著作

《寶慶本草折衷》，南宋陳衍著，1248 年（淳祐八年）成書。凡二十卷，原載藥七百八十九種，現存五百二十三種。卷四卷九已佚。此書汲取了歷代本草編纂的教訓，取材慎重，編述簡要，具有較高的實用和文獻價值。內容着重討論藥性，以療效作為歸納藥性的根據。

　　書中記有《十九反六陳訣》：「貝母半夏並瓜蔞，白斂白芨反烏頭；細辛芍藥五參輩（人參、丹參、沙參、玄參、苦參），偏與藜蘆結冤仇。大戟芫花兼海藻，甘遂以上反甘草；記取歌中十九反，莫使同行真個好。」這是後來流傳藥物「十八反」歌的原型。又載唐開元人江鋮詩云：「狼毒半夏不堪新，枳實麻黃要數春；最好桔皮年深者，茱萸久遠是六陳。」書末載有《群眾著述年表》，可增加對南宋藥學發展的認識。

☯　醫　學　知　識　☯

「十八反」和「十九畏」：中藥配伍禁忌

十八反 —— 兩種藥物同用，會發生劇烈的毒性反應或不良副作用，叫做「相反」。據古代文獻記載，有十八種藥物相反：甘草反大戟、芫花、甘遂、海藻；烏頭反貝母、瓜蔞、半夏、白蘞、白芨；藜蘆反人參、丹參、沙參、苦參、玄參、細辛、芍藥。（其中玄參是明代李時珍的《本草綱目》所增加的，實際上是十九種藥物。）上述相反藥，一般不在一個方劑中同用，是古人實踐經驗的總結。

十九畏 —— 兩種藥物同用，其中一種藥物受到另一種藥物的抑制，會減低其毒性或功效，甚至完全失效，叫做「相畏」。據古文獻記載，有十九種藥物相畏：硫黃畏朴硝；水銀畏砒霜；狼毒畏密陀僧；巴豆畏牽牛；丁香畏鬱金；牙硝畏三棱；川烏、草烏畏犀角；人參畏五靈脂；肉桂畏石脂。上述相畏藥物，一般不在一個方劑中同用；但古方中也有配合使用的，取其相畏能牽制其偏性。這是古人實踐經驗的總結。

二、官修方劑學著作

一、《太平聖惠方》：簡稱《聖惠方》，北宋王懷隱、王祐、鄭彥、陳昭遇等於 992 年（淳化三年）編成，共一百卷。此書總結了十世紀以前各科方治的成就，載方一萬六千餘則。有關外科五善七惡之說，小兒急、慢驚風的分辨，白內障針撥手術的過程，均為中國現存最早的紀錄。

二、《太平惠民和劑局方》：這是北宋太醫局所屬藥局的一種成藥處方配本，最初名為《太醫局方》，約於

1078 年（元豐元年）或以後刊行，宋時曾多次增補修訂，書名、卷數亦有變更。1107 年（大觀元年）前後，陳師文等校訂藥局所收醫方，編成《和劑局方》五卷，分二十一門，載方二百九十七則，作為藥局製藥規範。

南宋時，藥局於 1148 年（紹興十八年）改稱太平惠民局，此書於 1151 年（紹興二十一年）經許洪校訂，定名為《太平惠民和劑局方》。其後陸續添補，改為十卷，分十四門，包括諸風、傷寒、諸氣、婦人諸疾、雜病等，總共載方七百八十八則，是世界上最早的國家藥局方，在古代流傳較廣。

有的刊本在書末附錄陳師文等撰《圖經本草藥性總論》三卷，是本草提要性質的著作；另有許洪撰《用藥總論指南》三卷，每方之後均詳列主治疾病和藥物炮炙方法等。

三、《聖濟總錄》：又名《政和聖濟總錄》，是北宋時由朝廷組織編撰的醫方書，約成書於政和年間（1111 年—1118 年）。共二百卷，凡二百萬字，廣泛收集前代方書及民間驗方，歷時七年完成。但未及印行，北宋滅亡，書板被運至北方，金大定年間（1161 年—1189 年）刊印。

此書內分六十餘門，載方近二萬則；每門又分若干病證，每證先敘病因、病理，次列方藥和治療。書首有數卷闡述當時盛行的運氣學說，所載病證包括內、婦、外、兒、五官、針灸、正骨等十三科；「補益門」所列

方論和方劑包括平補、峻補，補虛益氣等，是現存較早全面探討補益內容的著作。

《聖濟總錄》選方之精及載方之多，堪稱宋代醫方巨著，其中有不少方，至今仍為醫家沿用。書中也有一些關於宿命論、符禁、神仙服餌的內容。

三、民間方劑學著作

一、《普濟本事方》：又名《類證普濟本事方》、《許學士類證普劑本事方》，南宋許叔微撰，約刊於十二世紀中。此書是著者據其臨證及見聞的醫方編輯而成，所收諸方均本於當時事實，故以「本事」為名。共十卷，按病分類為二十三門，載錄三百一十八方；所附醫案及臨床辨證用藥方面，頗多個人創見。

二、《濟生方》：南宋嚴用和撰於 1253 年（寶祐元年）。共十卷，書中有關各病，先論病原症治，後載著者使用或經試用有效的藥方和外治法。計有論治八十篇，選方四百五十餘則。

三、《蘇沈良方》：北宋文學家蘇軾著《蘇學士方》，又名《醫藥雜說》；科學家沈括著《良方》，又名《沈存中良方》。南宋時人將兩書合編，稱為《蘇沈良方》。約於十二世紀初成書，但十五卷本早佚，另有十卷本傳世，又名《蘇沈內翰良方》。內容以收羅各種醫療方為主，間中雜以醫話、隨筆等。

第三節　王惟一：鑄造兩座針灸銅人

一、王惟一的生平和著作

王惟一（約 987 年—1067 年），又名王惟德，北宋時期著名針灸學家，籍貫不詳。精通醫術，尤擅長針灸，兼能雕塑。曾任宋仁宗、英宗兩朝御前醫官。1026年（天聖四年）奉命編修一部針灸專著《銅人腧穴針灸圖經》三卷，訂正了前代若干有關人體經穴的記載。書成之後，由政府頒行於各州，並刻鑄於石碑，以詔示天下。

王惟一發現當時使用的平面型針灸穴位掛圖，所記穴位時有錯亂，於是徵得朝廷同意，於次年主持鑄造了兩座針灸銅人，供針灸教學和考試之用。因鑄於天聖年間（1023 年—1032 年），所以稱為「天聖銅人」。這是中國歷史上最早的醫療模型，對中國針灸學的發展貢獻甚大。

二、「天聖銅人」的構造和用途

針灸學家王惟一設計鑄造的針灸銅人，是古代針灸用的人體模型，主要作為針灸教學及考試之用，在世界上是最早的醫療模型。共有兩座，成於 1027 年（天聖五年）。銅人的外殼分為腹背兩半，可以開合，體內臟腑齊全，體表用錯金鍍寫腧穴名稱。銅人體內注入水銀，外表用黃蠟塗封，將腧穴名稱蓋住。醫生按穴試針，如中穴位，起針後就有水銀流出；如不中穴位，則

扎不進針。

　　具體地說，銅人的大小與真人相若，男性，表面刻鑄着全身十四條經絡，有的經絡從足趾經軀幹走向腹部和頭部，有的由手指端走向胸部或面部。在經絡循行的路線中，刻鑄了針灸的腧穴，每側有三百多個穴位，合共七百多個。

　　北宋末年金兵南侵，掠走其中一座針灸銅人，至元代時始歸還中原，另一座針灸銅人則流落到襄陽。最後兩座都不知所蹤。後世受其啟發，製作過不少銅人，稱為「仿宋銅人」。

三、《銅人腧穴針灸圖經》

　　《銅人腧穴針灸圖經》，又名《新鑄銅人腧穴針灸圖經》，簡稱《銅人經》，1026 年（天聖四年）刊，後又刻於石碑之上，以利流傳。書名冠以「銅人」，是因王惟一編撰此書時，主持鑄造了歷史上最早的兩座針灸銅人模型。「腧穴」泛指人體臟腑經絡氣血輸注出入的部位，亦即「穴位」。

　　《銅人經》共三卷：上卷繪有仰伏人尺寸圖及十四經、十四經絡腧穴圖等；中卷列出針灸避忌圖，詳載腧穴的位置、主治疾病、針刺深淺度等；下卷以五腧穴為主，論述經穴的作用。附《穴腧都數》一卷，具有全書經穴的索引性質。書中統一了各家對腧穴的不同說法，對針灸技術的發展和傳播起了極大作用；所載經脈的循行和腧穴的位置，亦為後世醫家所推重。

☯　醫　學　知　識　☯

穴位：針灸學名稱

穴位又稱「穴道」、「俞穴」，《黃帝內經》中名為「腧穴」、「氣穴」，《針灸甲乙經》中又名「孔穴」。「俞」有輸注的含義，「穴」有空隙的意思，乃人體中經絡、臟腑氣血輸注之處。

人體十四經所包括的穴位，共有三百六十多個，每個穴位均與五臟六腑有密切關係；穴位都聯屬在一定的經脈通路上，因此又稱「經穴」。未列入十四經所包括範圍內的穴位，稱為「經外奇穴」。沒有固定位置、隨病痛點和疾患部位而定的穴位，叫做「阿是穴」。穴位可以接受周圍環境的各種刺激，如針、灸、按摩、指針、電針等，藉此調整人體內部機能，達到治療效果。

第四節　峨眉山人：最早發明種痘法

一、四川峨眉山的神醫

峨眉山人（十一世紀），北宋醫學家。姓名、籍貫及生卒年份均無可考。相傳他是種人痘術的最早發明者。據清代醫學家朱純嘏《痘疹定論》等書記載，宋仁宗（1023 年—1063 年在位）時，丞相王旦異常寵愛其子王素，但擔憂他患天花，於是招集眾醫，探問方藥。當時有一蜀人，謂四川峨眉山有神醫，善種人痘，可使幼兒免生天花。王旦於是派人前往四川，將神醫請來，為王旦的兒子種痘，果然有效。自此之後，種人痘術便逐漸流傳。這位四川神醫，世稱峨眉山人。

二、人痘接種法

人痘接種法又稱「種痘法」、「引痘法」，是古代預防天花的免疫療法，由醫家採用天花患者痘漿（痘痂製漿）接種於健康兒童，使其產生免疫力，藉以預防天花。相傳人痘接種法最早發明並應用，是在唐宋時期；至明清時期，此法已相當普遍。據清代醫家張璐《張氏醫通》、張琰《種痘新書》及吳謙等主編《醫宗全鑑》的記載，主要有四種方法：

一、痘衣法 —— 把患者的衣服給健康兒童穿，使其感染輕度天花。

二、痘漿法 —— 用棉花沾取患者身上痘漿，接種於健康兒童的鼻孔內。

三、旱苗法 —— 取患者身上痘瘡瘡痂研成細末，用管子吹入健康兒童的鼻孔內。

四、水苗法 —— 把研成細末的痘痂用水調勻，以棉花沾取接種於健康兒童的鼻孔內。

人痘接種法是世界上最早的人工免疫法，是人類免疫學的先驅，從十七世紀開始，先後傳到亞洲、歐洲、非洲許多國家。1796 年英國人發明了牛痘接種法，自此才逐漸取代人痘接種法。

第五節　錢乙：兒科之鼻祖

一、錢乙的生平和醫術

　　錢乙（約 1032 年—1113 年），北宋著名兒科醫學家，字仲陽，鄆州（今山東東平）人。幼年時其父嗜酒出遊不返，母親病逝，乃由姑母撫養，並從姑丈呂氏學醫。他看到一些不安的父母抱着有病的孩子四處求醫，深感人民需要好的兒科醫生，因此立定志向，以善用《顱囟經》聞名於山東。後因治癒宋神宗長公主女兒等人的病，被任命為翰林醫官，升太醫丞，不久稱年老體弱多病，辭歸鄉里。

　　錢乙擅長兒科，提出以五臟為綱的兒科辨證法，強調補與瀉需同時進行，對兒科疾患有許多獨到見解。治病不拘古法，善於化裁創新。其理論學說及經驗醫案，由弟子閻孝忠（又作季忠）加以整理，於 1119 年（宣和元年）編成《小兒藥證直訣》三卷，是現存最早內容比較完整的兒科學專著，對兒科的發展有很大影響。後人因而尊錢乙為「兒科之聖」、「兒科之鼻祖」。

二、兒科專著《小兒藥證直訣》

　　《小兒藥證直訣》又名《錢氏小兒藥證直訣》、《小兒藥證真訣》，錢乙撰、弟子閻孝忠編集。共三卷：卷上為脈證治法，載小兒診候及方論八十一篇；卷中列述錢氏小兒醫案二十三例；卷下載方一百二十餘則。書末附閻孝忠《閻氏小兒方論》一卷、董汲《小兒斑疹備急方論》一卷。

書中對兒科疾病的診斷和治療，作了簡明扼要的論述，記錄許多有關小兒驚搐、發熱、腸胃病和咳嗽等兒科病的治療方法，並已覺察到痘疹與其他發熱病的不同，具有較高的臨床實用價值，為兒科疾病史提供了重要資料。《四庫全書總目提要》指出：「小兒經方，千古罕見，自〔錢〕乙始別為專門，而其書亦為幼科之鼻祖。後人得其緒論，往往有回生之功。」

三、為小孩子看病的經驗

一個好的兒科醫生是不易做的，因為替小孩診症往往會遇到很多困難。嬰兒和幼童不懂得回答醫生的問話，要靠醫生自己推測；啼哭叫喊和四肢亂動，要想仔細診脈也難辦到；小兒身體柔嫩、內臟幼弱，易虛易實、易寒易熱；兒科病又有起病急、變化快的特點，醫生用藥多顧慮。錢乙則卻沒有因此而退縮，以兒科作為生平行醫「專一為業」的努力方向。

錢乙遇到一個孩子，每天到夜晚就發燒，天明即退熱，仔細地看過孩子的舌苔和脈象，觀察他的皮膚、指甲、臉上各部位的顏色變化，連大小便都檢查過，於是開了一張叫「白朮散」的方子，主要由人參、白朮、茯苓等藥組成，孩子的父親問這劑藥先治甚麼病，錢乙答說止渴、治痰、退熱、清裏都靠此藥。大家開始還不相信，孩子服藥後就漸漸好了。錢乙在他的書中指出，白朮散可以治療脾胃虛損造成的各科病證，不論陰陽虛實，都宜服用。

錢乙認為小兒有如初生的幼芽，生機勃勃，陽氣旺盛，應該養陰而不宜益火，於是將張機的金匱腎氣丸減去附子、肉桂兩味熱藥，創製而成「六味地黃丸」，用來治療小孩先天不足、發育不良，說話、走路較一般小孩遲晚，以及四肢脊椎骨骼細軟等病證。後來的醫家擴大了六味地黃丸的使用範圍，廣泛應用於婦科病、內分泌系統及泌尿生殖系統的疾病。

宋神宗的孩子患了久治不癒的抽風病，錢乙卻能迅速地把這病治好。皇帝問是甚麼緣故，錢乙謙虛地回答說，其他醫生診治了許久，孩子的病已經快要好了，他只不過恰巧趕上時機罷了。現時人們有「行運醫生醫病尾」的說法，未知是否源出於此？

錢乙晚年回到鄉里後，有一個名叫董汲的青年醫生，拿自己撰寫的《小兒斑疹備急方論》請他指教。錢乙見書中內容正是自己多年來想探求的問答，董汲如此年輕就具有這般學問，實在難得，讚賞之餘，還把董汲的著作附在自己的《小兒藥證直訣》之後，並撰寫了跋文。

❷ 相 關 人 物 ❷

董汲：錢乙的同鄉晚輩

董汲（十一至十二世紀），北宋醫學家，字及之，東平（今山東東平）人。他是錢乙的同鄉晚輩，醫術高明，尤重醫德，崇寧（1102 年—1106 年）、大

觀（1107 年—1110 年）間與劉演等名聞京師。遇有貧困患者，常出錢資助周濟。編成《小兒斑疹備急方論》，是痘科專書的鼻祖；又撰《腳氣治法總要》兩卷，詳述腳氣病的病因和治法等。此外，撰有《旅舍備要方》一卷。

《小兒斑疹備急方論》，1093 年（元祐八年）刊，是較早的痘疹專著，不分卷。首篇為總論，闡明斑疹（包括天花、麻疹及其他有斑疹的熱病）的常見證候和常用方藥；次篇為藥方，載升麻散、白虎湯、珍珠散等十七方的主治證候、藥物組成和服用方法。錢乙對此書有高度評價。

❷　相　關　著　作　❷

《顱囟經》：早期的兒科著作

《顱囟經》託名周穆王時「師巫」所傳（一作東漢衛汛撰），《四庫全書總目》說：「疑是唐末宋初人所為，以王冰《素問》註第七卷內有許氏藏之一語，遂託名師巫以自神其說耳。」顱指頭骨，囟指腦蓋骨，初生小兒，顱囟未合，證治各別，因而以此作為書名。《舊唐書》及《新唐書》內，皆無提及；至《宋史》〈藝文志〉中，始記有《師巫顱囟經》兩卷。

原書在明代以後已佚，現時所見是清代輯佚本。共兩卷，首論小兒脈法，指出小兒與大人不同；次列病症，分鵝口、夜啼、下利等十五種名目，載方四十二則。書中文字言簡意賅，對後世兒科發展有一定影響。錢乙幼科冠絕一代，而其源實出於此書。但所收方劑較為古樸，後世已很少用。

Ⅲ　　　**第六節　唐慎微：總結藥物學成就**　　Ⅲ

一、唐慎微的生平和貢獻

　　唐慎微（約 1056 年—1136 年），北宋著名醫藥學家，字審元，蜀州晉原（今四川崇慶）人，後遷居成都（今四川成都）。世醫出身，精醫術重醫德，不論貧富貴賤，有所召即往。廣集經史百家文獻中的醫藥材料及民間單驗方，總結宋以前的藥物學成就，編成《經史證類備急本草》。金元以來該書曾多次重刻，對中藥學的發展有較大貢獻。（按：唐慎微的卒年，一說為 1093 年。元祐間（1086 年—1093 年），蜀帥李端伯召他至成都，行醫多年，因而亦稱他為華陽人。）

　　唐慎微想出一條收集材料的妙計，凡是士人來找他看病，分文不取，但有一個條件，就是幫助他收集各方秘錄，只要把一個藥名、一條方論記錄下來也可以。經過長年累月的搜羅，成為一個資料庫。

二、《證類本草》有多次修訂本

　　《經史證類備急本草》簡稱《證類本草》，成書於 1083 年（元豐六年）。唐慎微在宋初《補注神農本草》和《圖絡本草》的基礎上編撰此書，共三十二卷，載藥物一千五百五十八種，其中有新增藥物四百七十六種。對藥物主治、採集、炮製詳加討論和考證，每藥均有附圖；此外，還對藥物歸經理論有所闡述。附載單驗方三千餘則，方論一千餘首。

　　唐慎微此書總結了北宋以前中藥學的成就，在中國以至日本、朝鮮都很受重視。後世認為這是在明代李時珍的《本草綱目》刊行之前，約五百年間一直被作為研究藥物學的範本，起了承先啟後的作用。

　　1108 年（大觀二年）由醫官艾晟等重修的官定本改名《經史證類大觀本草》；1116 年醫官曹孝忠重加校訂，改名為《政和新修證類備用本草》；1249 年（淳祐九年）的增訂本，改名《重修政和經史證類備用本草》。明代李時珍編寫《本草綱目》，也是以唐慎微此書作為藍本。

三、唐慎微治病和撰著事跡

　　唐慎微好讀書，凡經史、醫藥、佛教、道教之書。無所不覽，得一方一論，必記錄之。治病多不取酬，只求酬以名方、秘方；友人有常也向他提供在書籍上看到的資料，終於編成這本約有六十萬字的巨著。

　　據說他治病百不失一，宇文虛中的父親曾患風毒之病，經唐慎微治療後，很快便痊癒了。但這種病不易斷根，唐慎微寫了一封信交給他，信封上並寫明，某年某月某日可以開封。到了這日，宇文虛中父親的病果然再次發作，按唐慎微的囑咐，打開封存的信件，內面有三個方子：第一個方，治療風毒再作；第二個方，治療風毒攻注作瘡瘍；第三個方，治風毒上攻、氣促欲作喘嗽。患者按方治療，半個月即痊癒。唐慎微平素沉默寡言，並不炫耀自己的本事；他看病時談證候，總是寥寥

數言，點到即止，就算有人反覆問難亦怒而不語。

《證類本草》保留了許多前代重要的本草著述，得以流傳後世。李時珍說：「使諸家本草及各藥單方，垂之千古，不致淪沒者，皆其功也。」英國科技史家李約瑟（Joseph Needham）指出：「十二三世紀的《大觀經史證類本草》的某些版本，要比十五和十六世紀早期歐洲的植物學著作高明得多。」

▼ 年表 ▼ 南宋時期事項

南宋（1127 年至 1279 年）
• 1128 年（建炎二年），莊綽撰《膏肓俞穴灸法》。
• 1131 年至 1162 年（紹興年間），鄭克撰《折獄龜鑑》。
• 1132 年（紹興二年），許叔微撰《傷寒百證歌》、《傷寒發微論》、《傷寒九十論》。
• 1133 年（紹興三年），張銳約於此時著《雞峯普濟方》。
• 1140 年（紹興十年），虞流撰《備產濟用方》。
• 1146 年（紹興十六年），竇材著《扁鵲心書》。
• 1150 年（紹興二十年），劉昉等編《幼幼新書》。
• 1151 年（紹興二十一年），《和劑局方》經許洪校訂，定名《太平惠民和劑局方》，由五卷增為十卷。
• 1156 年（紹興二十六年），《小兒衛生總微論方》刊行。據獻書者太醫局何大任序，此書已家藏六十年。
• 1174 年（淳熙三年），陳言著《三因極一病證方論》。
• 1181 年（淳熙八年），郭雍著《傷寒補亡論》。
• 1189 年（淳熙十六年），張杲著《醫説》；崔嘉彥著《脈訣》（亦作《崔氏脈訣》）。
• 1196 年（慶元二年），李迅著《集驗背疽方》。
• 1208 年（嘉定元年），桂萬榮撰《棠陰比事》。
• 1220 年（嘉定十三年），王執中著《針灸資生經》刊行。

（續上表）

南宋（1127 年至 1279 年）
● 1226 年（寶慶二年），聞人耆年撰《備急灸法》。
● 1237 年（嘉熙元年），陳自明著《婦人大全良方》。
● 1241 年（淳祐元年），施發約於此時寫成《察病指南》，創製三十三種脈圖。
● 1247 年（淳祐七年），宋慈著《洗冤集錄》；李杲著《內外傷辨惑論》刊行。
● 1249 年（淳祐九年），李杲著《脾胃論》。
● 1253 年（寶祐元年），嚴用和著《濟生方》。
● 1254 年（寶祐二年），陳文中著《小兒痘疹方論》。
● 1263 年（景定四年），陳自明著《外科精要》；蒙古國忽必烈聘請希臘人愛薛為御醫，掌管上都醫學院。
● 1264 年（景定五年），楊士瀛著《仁齋直指方論》

第七節　宋慈：世界法醫學權威

一、宋慈的生平和著作

　　宋慈（1186 年 — 1249 年），南宋官員、法醫學家，字惠父，建陽（今福建建陽）人。出身官宦之家，拜朱熹弟子吳雉為師。二十歲入太學，三十一歲中進士，歷任廣東、江西、湖南諸路提點刑獄公事，及廣東路經略安撫使。他處理獄案時重視現場勘驗，積累了豐富的驗傷、驗屍經驗，並博採其他有關屍傷檢驗的著作，於1247 年（淳祐七年）編成《洗冤集錄》。此書在歷代司法實踐中起過重大作用，不但是中國法醫學的奠基之作，在國外也有深遠影響，宋慈因而被譽為世界法醫學的權威。

　　《洗冤集錄》通稱《洗冤錄》，是宋慈根據他的驗
屍經驗，並吸收《內恕錄》等書的內容，編成此法醫學
著作。共五卷（另有兩卷本），分五十三目，其中有條
令、檢複總說、疑難雜說、初驗、驗屍、驗骨，又詳載
各種死傷情況，包括自縊、溺死、自刑、殺傷、火死、
服毒、病死、受杖死、虎咬死、酒食醉飽死、男子作過
死、遺路死，兼及發塚、辟穢方、救死方等。書中對檢
驗死傷的徵象，推定死傷的原因，檢驗的手續和方法
等，論述比較詳細。歷代官府均以此書作為屍傷檢驗的
根據。有荷蘭、法國、英國、德國、日本、朝鮮多國文
字譯本，在世界法醫學史上有劃時代的意義。

二、從事司法工作的經驗

　　宋慈在他所著的《洗冤集錄》自序中，署其時為
「淳祐丁未」（即 1247 年），此書是他博採世傳刑偵斷
獄之書，薈萃釐正，參以多年辦案心得著成，希望能夠
對自己的同行有所裨益，起到「參驗互考」的作用，其
功無異於醫生據經典古法起死回生，意義重大。

　　宋慈深切認識到要「雪冤禁暴」，必須查明案情，
掌握證據，因此他常常親臨現場，進行檢驗，判斷死者
是自殺抑或他殺，從而找出殺人罪犯。

　　宋慈是個尊儒、重德的文人，亦曾擔任武職，有
「忠勇過武將」之譽。史書記載他是奉職守法的「循
吏」，任內有政績。沿着「循吏」的基本道德觀，終能
居刑獄要職，憑着聰明才智與檢驗技術，達到伸張正義
的效果。

❷　相　關　著　作　❷

《內恕錄》：歷史上最早的法醫學著作

《內恕錄》，撰者、卷數及成書年代不詳，宋代曾刊行過，已佚失。南宋法醫學家宋慈在其《洗冤集錄》的序中說，他編寫《洗冤集錄》時，主要參考了《內恕錄》等數家之書。

《結案式》：法醫學文獻

《結案式》是元代儒吏考試程式，1297 年（元貞三年）頒佈。共一百一十八條，其中五十三條與法醫學有關，包括屍、傷、病、物四部分：「屍」即屍體檢查，「傷」與「病」即活體檢查，「物」即物證檢查。

《洗冤集錄》基本上是屍體檢驗的法醫專著，《結案式》則為世界上首次同時提到法醫學三大組成部分的文獻著作，補充了《洗冤集錄》的不足，是法醫學史上又一重大貢獻。

《無冤錄》：法醫學專著

《無冤錄》，元代王與撰，初刊於 1308 年（至大元年），1323 年至 1346 年（至正三年至六年）間修訂再版。全書分三部分，既介紹作者的檢屍經驗，又記述元代的檢驗制度；書中對《結案式》提供了重要線索，關於《平冤錄》的記載亦使後世得以窺知該書的內容。

《律例館校正・洗冤錄》

此書又稱《校正本・洗冤錄》，是大清律例館以宋慈的《洗冤集錄》為主，輔以清初王明德的《洗冤補錄》，並採各家之書匯編而成，1694 年（康熙三十三年）刊。多以單行本刊行，或附於《大清律例》之後。共有四卷，內容繼承和發揮了宋慈以來法醫學的成就，但選材不夠嚴謹，收錄了一些荒誕無稽的說法。

Ⅲ　　第八節　陳自明：奠定婦產科基礎　　Ⅲ

一、陳自明的生平和著作

　　陳自明（約 1190 年—1270 年），南宋醫學家，字良甫（或作良父），晚號藥隱老人，臨川（今江西撫州）人。世醫出身，曾任建康府（今江蘇南京）醫學教授。他編撰的《婦人大全良方》，是中國第一部具有完整體系的婦產科專著，奠定了中醫婦產科的基礎。另外還有《外科精要》三卷，重視整體和內外結合的療法，對其後外科學的發展有相當影響。

　　《婦人大全良方》又名《婦人良方大全》、《婦人良方集要》、《婦人良方》，成書於 1237 年（嘉熙元年）。共二十四卷，整理和編集了宋代以前有關婦產科的著述。在中醫婦產科發展史上，此書起了承上啟下的作用。

　　《外科精要》別稱《外科寶鑑》，約刊於 1263 年（景定四年）。陳自明此書原為三卷，其後薛己的註本，增補了他自己的治驗及附錄一卷，成為歷代習外科者必讀之書。當中對癰疽等症的辨證論述較詳，並且明確指出癰疽雖屬外症，但與內臟也有密切關係。

　　此書在外科病的治療上，首次提出整體療法，為後世醫家開闢了新的途徑，時至今日仍具實用價值。其特點在於能夠將內科與外科合為一體，以內科辨證施治的精神貫徹到外科之中。後世的《外科精要補遺》、《校

注外科精要》、《外科理例》等，在許多地方都採用了
陳自明的學說。

二、《婦人大全良方》

　　《婦人大全良方》是現存最早而且內容完整的婦產
科著作，依婦女得病的過程，分調經、眾疾、求嗣、
胎教、妊娠、坐月、產難、產後八門，每門又分若干病
症，共二百六十六論，分述各病的病因、證候及治法，
論後附方及醫案，內容較為實用。

　　陳自明強調：「凡醫婦人，先須調經，故以為初。」
調經月二十論，首先敘述月經的正常生理，指出調經先
須調情志，並對經期衛生及婚齡問題提出較為科學的論
斷。眾疾門內容最多，凡九十一門。書中有些提法，至
今仍有重要的參考價值。陳自明結合個人的臨床經驗，
提出創見性的觀點，例如妊娠門說：「凡妊娠之後，以
至臨月，臟腑壅塞，依婦女得病的過程關節不利，切不
可多睡，須時時步行；不宜食粘硬難化之物，不可多飲
酒，不可亂服湯藥，亦不可妄行針灸。須寬神，減思
慮，不得負重和登高涉險。」提出以肝脾為綱，並揭示
婦科用藥的特有規律：凡用藥，病稍退即止不可盡劑；
對妊娠用藥宜清涼，對孕婦有害的藥物不可輕用。

　　直至十七世紀，明代著名醫學家王肯堂的《女科準
繩》、武之望的《濟陰綱目》，都仍以陳自明的《婦人
大全良方》為藍本，足見其影響深遠。

第九節　兩宋時期的養生之道

　　中國養生術到了宋元時期，儒、釋、道、醫彼此互相影響和融合。《太平御覽》是宋朝一部大型的官修類書，其中《道》和《方術》兩部輯錄了大量有關養生和長生的論述。宋朝醫官王懷隱等編著的《太平聖惠方》，把養生的重點置於藥餌和食療上。宋徽宗時官纂的《聖濟總錄》，有大量涉及道生的論述。

　　私人著述之中，蒲虔貫的《保生要錄》倡導簡單而實用的養生之道，例如以「小勞之術」代替導引，隨時可行，便於推廣。其法正如〈調肢體門〉所述：「養生之人，欲血脈常行，如水之流，坐不欲至倦，行不欲至勞。頓行不已，然後稍緩，是小勞之術也。」又說：「故手足欲時曲伸，兩臂欲左挽右挽如換弓法，或兩手支拓如拓石法，或雙拳築空，或手臂左右前後輕擺，或頭頂左右顧，或腰胯左右轉，時俯時仰，或兩手相捉細細按如洗水法，或兩手掌相磨令熱，掩目摩面。事閑隨意為之，各十數過而已。」

　　所謂「小勞之術」，扼要地說，就是「每日頻行，必身輕目明，筋節血脈調暢，飲食易消，無所壅滯。體中小不佳快，為之即解。舊導引術太煩，崇貴之人不易為也。今此術不擇時節，亦無度數，乘閑便作，而見效且速。」

　　宋朝陳直的《奉親養老新書》，原只一卷，流傳到

元朝，經過鄒衍補訂，增加了後三卷，而成《壽親養老新書》四卷。

南宋的養生著作，有周守忠的《養生要覽》、姜蛻的《養生月錄》、韋行規的《保生月錄》等。天人合一的養生觀，也因《黃帝內經》所倡導的四時養生法，發展到按月養生法，即一年十二個月各有不同的養生做法。

宋時不少文人學士都熱衷於養生研究和實踐，蘇軾對氣功頗有體會；朱熹提出「居靜」、「持敬」說，從而使理學進一步滲透到醫學領域。

傷寒論 全

清光樓梓

和訓傷寒論序

邃者仁術也生不容易哉
明醫術者求諸技人無某
夫療病救民之猶治國利
物玉錢石灸尖所施百薬
倒和得宜但非研精焦思

凡肝勞心洪脾緩肺毛腎石俱要中和遍困病不足
又如循刀刃肝死脈來銳如鳥之喙如鳥之距如屋
之漏如水之流介然不鼓曰脾死脈來如物之浮如風

五臟病脈

五臟死脈

脈家前曲後踞如操帶鈎曰心死脈來堅勁如新弓弦

是也病在中

亦病太過者脈來強實是也病在外不及者脈來微虛

吹毛曰肺死脈來發如解索碎如彈石曰腎死凡此
皆真臟之脈無胃氣以和之故謂之死

諸脈狀主病
脈經論脈大都二十四種今不拘其數凡所常測者
悉備於後

浮自皮膚之上得之曰浮陽也金也為病在表浮而緩

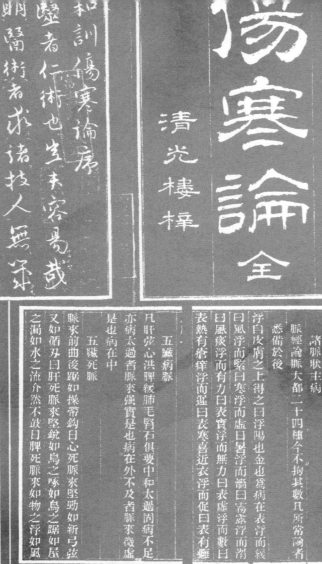

吹毛曰肺死脈來發如解索碎如彈石曰腎死凡此
皆真臟之脈無胃氣以和之故謂之死

諸脈狀主病
脈經論脈大都二十四種今不拘其數凡所常測者
悉備於後

浮自皮膚之上得之曰浮陽也金也為病在表浮而緩
曰風浮而緊曰寒浮而虛曰暑浮而濇曰氣浮而消
曰風痰浮而有力曰表實浮而無力曰表虛浮而數曰
表熱有瘡痒浮而遲曰表寒喜近衣浮而促曰表有癰

補注黃帝內經素問卷第一

黃帝內經

第 七 章

金元時期：醫學理論的創新

　　《四庫全書總目》的《醫家類》指出：「儒之門戶分於宋，醫之門戶分於金元。」金元醫家的學說，既在理論上獨樹一幟，而又改變了以往「泥古不化」的狀況，打破因循守舊、尊經崇古的局面，對中醫理論的提高、內容的充實、體系的完善，都起了很大的作用。時至今日，仍有重要的現實意義。

　　金元醫家的創新，使學術風氣活躍起來，促進了中醫學術的交流，為後世不同學派的形成奠定了根基。劉完素、張從正、李杲、朱震亨並稱「金元四大家」，他們的學術主張在當時和後世都有影響。張元素、王好古等，也是這個時期的代表性醫家。

　　女真族建立的金朝（1115 年－1234 年），是兩宋期間北方的一個政權，1124 年滅遼，1126 年南下滅北宋，以江淮為界，與南宋對峙百餘年，1234 年為北方

新崛起的蒙古族所滅。其後建立的元朝（1271 年—1368 年）版圖遼闊，但國祚不及百年。歷史上習慣把宋遼與金元，並稱宋遼金元時期；從醫學發展的角度來看，宋遼金元可以視為一個整體。

中國與阿拉伯地區的醫學交流，到了元代更加興盛；以阿拉伯醫藥為主體的醫學，稱為「回回醫藥」。1263 年，元朝聘請阿拉伯名醫愛薛（Fnant Isaioh）為御醫，在朝廷設立西域醫藥局、京師醫藥院等專門機構，還翻譯了阿拉伯的醫學著作《回回藥方》等。元代醫書如《飲膳正要》、《瑞竹堂經驗方》等，均有收錄阿拉伯的醫方。

▼ 年表 ▼　金朝時期事項

金朝（1115 年至 1234 年）
● 1144 年（皇統四年），成無己著《注解傷寒論》。
● 1186 年（大定二十六年），劉完素著《素問病機氣宜保命集》，所著《素問玄機原病式》刊行。張元素約於此時著《珍珠囊》、《醫學啟源》。
● 1205 年（泰和五年），成無己著《傷寒明理論》刊行。
● 1217 年至 1221 年（興定元年至五年），張從正著《儒門事親》。

‖‖　第一節　劉完素（河間）：首倡火熱論　‖‖

一、劉完素的生平和醫說

劉完素（約 1120 年—1200 年），金代著名醫學

家、金元四大家之一。字守真，號通玄處士，河間（今
河北河間）人，世稱劉河間。早年其母有疾，家貧延醫
三次不至而死，遂立志專攻醫學，二十五歲起，精研
《素問》，認為「法之與術，悉出《內經》之玄機」。屢
拒朝廷徵召，賜號「高尚先生」，長期在民間行醫，深
受百姓歡迎。

　　劉完素的醫學造詣甚深，頗多創新之見，他根據
《素問》病機十九條、北人的體質及熱性病流行的特
點，首倡「火熱論」，認為「六氣皆從火化」，火熱乃
致病之首因，故善用寒涼諸藥，以降心火、益腎水為第
一要旨，對溫病學說的創立具啟發性，後世醫家稱之為
「寒涼派」。

　　劉完素的著作，有《素問玄機原病式》一卷、《宣
明論方》十五卷、《素問病機氣宜保命集》三卷，合稱
《河間全書》，又名《劉河間傷寒三書》。後人把他的主
要著作編成《河間六書》、《河間十書》等，當中或加
入其他金元醫家的著作。

二、劉完素的主要著作

　　《宣明論方》全稱《黃帝素問宣明論方》，又名《醫
方精要宣明論》，醫方書，劉完素撰於 1172 年（大定
十二年）。共十五卷，將《素問》一書的病名和證候作
了較系統的整理，分為十八門，並對若干病證予以闡
發。所擬訂的方劑，主要取法於《金匱要略》，而較多
運用寒涼藥，反映了作者的學術流派和制方特點。此書

與《素問玄機原病式》，是其主要學術觀點所在。

《素問玄機原病式》一卷，是醫經著作，1186 年（大定二十六年）刊。此書在《素問》「病機十九條」的基礎上加以融會貫通，將五運六氣主病整理歸納為十一條，是研究《黃帝內經》病機理論的重要著作，為金元醫學創新理論的開端。劉完素還著有《三消論》、《傷寒標本心法類萃》等。

三、火熱病及其治療原則

劉完素把《內經》理論與當時盛行的五運六氣學說結合起來，對火熱病證詳加闡述，但他不認同人體發病完全受「五運六氣」支配的宿命論，反對機械式地照搬「運氣」公式於醫學實踐。對火熱病的治療，以清熱通行為主，並從表證和裏證兩個方面，作為確定火熱病的治療法則。

《素問》的〈至真要大論〉列述的病機十九條中，屬於火的有十種，屬於熱的有七種，劉完素把火熱病擴大到五十多種，他在《素問玄機原病式》中，將驚、躁、擾、狂、越、妄、譫、鬱等證都列為火熱之變。他在《素問》病機的基礎上進一步有所發展，並從臨證上總結出治療熱性病的原則，創見頗多，對後世溫熱病的治療有很大影響。後來的醫家有「熱病宗河間」的說法，對他予以高度評價。

此外，劉完素還提出「臟腑六氣病機說」和「玄府氣液說」，對中醫學理論的發展，作出一定的貢獻，是

河間學派的開山。

　　劉完素的弟子，有穆大黃、荊山浮屠、馬宗素等。荊山浮屠一傳於羅知悌，再傳朱震亨。於是河間學說，便由北方傳到南方了。

⫼　　第二節　張元素：開創易水學派　⫼

一、張元素的生平和醫說

　　張元素（1151 年—1234 年），金代著名醫學家，字潔古，易州（今河北易縣）人。八歲試童子舉，二十七歲試經義進士，後因犯廟諱而落第，乃棄科舉而專心學醫。經過二十多年的刻意精研，臨證療效甚高。他與名醫劉完素交往甚密，受到影響。曾治癒劉完素的傷寒病，因而聲名大噪。

　　張元素認為治病不應拘泥古方，主張根據氣候變化和患者體質等情況靈活用藥；在臨證上對臟腑經絡辨證有所發展，並創藥物歸經及「藥性氣味厚薄、升降浮沉」的理論，執簡馭繁，對後世醫學有很大影響。

　　張元素著有《珍珠囊》、《醫學啟源》、《臟腑標本藥式》等多種醫書傳世。其醫說自成一派，後人稱之為「易水學派」，與河間學派在學術宗旨上既互相對立、又互相補充，其後又演變出「金元四大家」，所以張元素實為金元醫學爭鳴的先驅人物。李杲是他的入室弟子，比李杲年幼約二十歲的王好古，亦曾與李杲一同師

事張元素。

二、張元素的主要著作

《醫學啟源》是綜合性醫書，大約成書於 1186 年（大定二十六年）。有元刻本，內容有後人整理過的痕跡，是否張元素親撰，仍待進一步考證。

此書共三卷，提出臟腑、寒熱、虛實諸證。治以方藥溫涼補瀉諸法，並有藥物理論和臨床用方。書中注重臟腑辨證施治的思想，對後世易水學派臟腑辨證理論系統的形成，有很大影響。

張元素的著作，除此書與《珍珠囊》外，還有《藥注難經》、《臟腑標本寒熱虛實用藥式》等，後者又名《臟腑標本式》，一卷，記述五臟六腑的主病及用藥法則，在總結各種不同疾病的辨證用藥方面，有提綱挈領的作用。《張元素醫學全書》收錄了他現存的著作。

三、張元素的臟腑辨證論

張元素不滿當時醫藥界過分泥守古方的風氣，強調必須因人因時因地而治。他論述了臟腑的生理和病理，臟腑標本、寒熱、虛實的辨證，以及臟腑病證的演變和預後，為後世臟腑辨證學說的進一步發展奠定了基礎。

臟腑辨證之說始自《靈樞》，孫思邈著《千金要方》中且類列臟腑虛實病證，張元素在學習古典著作和前人經驗的同時，結合自己的臨證實踐，自成比較有系統的體系，比前人有所提高。

張元素也頗重視脾胃，認為脾者土也，「消磨五
穀，寄在胸中，養於四旁」；胃者脾之腑也，「人之根
本，胃氣壯則五臟六腑皆壯也」。並用補氣、補血的方
法治療脾土虛弱，對後人的論治有很大啟發。他對藥物
氣味、歸經、補瀉等理論，也作了深入探討。

‖ 第三節 張從正：治病必須攻其邪 ‖

一、張從正的生平和著作

張從正（約 1156 年 — 1228 年）。金代著名醫學
家、金元四大家之一，字子和，號戴人，考城（今河南
蘭考）人。他年輕時勤奮好學，披閱諸子百家之說，並
鑽研醫理，貫通《素問》、《難經》之學。弱冠之年，
行醫濟人，曾經從軍，做過軍醫。後應朝廷徵召，補為
太醫，旋辭歸鄉里，行醫於民間。

張從正承繼了劉完素的學術思想，嘗謂「古方不能
盡治今病」；又切責醫者濫用補藥與和劑之非，認為治
病必先攻其邪，邪去則正氣自復。祛邪之法，宜以《傷
寒論》的汗、吐、下三法為原則，並謂三法能兼眾法，
用藥偏於寒涼，對三法的運用有所發揮。主張「先攻後
補」，在一定程度上糾正了當時濫用補藥成風的情況。
因臨證善於攻下，後世醫家稱之為「攻下派」。其門人
把他的著作輯為《儒門事親》十五卷，一般認為前三卷
是他親撰的。

《儒門事親》是綜合性醫書，成書於 1228 年（正大五年），乃發揚「攻下派」觀點的代表作。張從正所撰的前三卷，以論辨的文體闡述攻邪理論；其餘各卷由麻九疇、常用晦收集和整理而成，載錄醫案及方藥。

二、張從正的「攻邪論」

張從正的「攻邪論」源於《內經》，認為人體發病是邪氣侵犯的結果。邪氣的由來雖然不盡相同，但都不是人體所固有的，以攻法速去其邪為首要，邪未去時用補劑反會加強病情；對於體質虛弱的人，還是要設法滋補的。總之就是要「先治其實，後治其虛」。

張從正認為，病邪有三，侵犯的部位有三，所以治療亦有三，就是汗、下、吐三法：天之六氣 —— 風、寒、暑、濕、燥、火，多侵犯人的上部，結搏於皮膚之間，藏於經絡之內，發為疼痛走注、麻痺不仁及四肢腫痒拘攣，所以用汗法祛邪外出。

人之六味 —— 酸、苦、甘、辛、鹹、淡，即飲食內傷，病在中，位於膈或上脘，可用吐法。

地之六氣 —— 霧、露、雨、雹、冰、泥、侵犯人體，多發生於下部，因勢利導，可用下法。

張從正又根據《內經》中以六味總括藥物的方法進行分析和歸納，辛、甘藥物歸於汗，酸、苦、鹹藥物歸於吐，淡味藥物歸於下。又擴大三法的應用範圍，凡有上行作用的（如引涎、嚏氣）屬於汗法，凡有解表作用的（如炙、洗、按摩）屬於汗法，凡有下行作用的（如

催生、逐水、泄氣）皆為下法。力倡攻邪，但未廢棄補法。尤為重視食補，而以不干預三法為原則。

張從正論病，還注意到社會環境、精神因素等會令人致病，在治療實踐上要因時、因勢、因地、因人制宜，他把這原則叫做「達時變」，從而豐富了有關身心醫學和社會醫學的內容，《儒門事親》中載錄了一些精神療法（心理療法）和用藥經驗。因其治療方法較為獨特，未必為同行接受，攻邪之法的本意，也就難以傳世了。

三、張從正的幾個弟子

麻九疇（1183 年—1332 年），金代學者，字知幾，初名文純，易州（今河北易縣）人。博通五經，尤擅《易》與《春秋》。晚年愛好醫學，跟隨張從正研習，並幫助他從事著述。

常用晦（十二至十三世紀），金代學者，鎮陽（今江蘇太倉）人。曾任真定（今河北正定）府學教授，又與麻九疇一同受業於張從正門下。日遊灅水之上，講論醫學。著有《治法心要》一書。享年七十四歲。

常德（十三世紀），金代醫家。字仲明，是常用晦的兒子，曾任真定（今河北正定）府學教授。他也跟隨張從正學醫，參與整理《儒門事親》。著有《傷寒心鏡》一卷。

Ⅲ 第四節　李杲（東垣）：脾胃學說的奠基者 Ⅲ

一、李杲的生平和醫說

　　李杲（1180 年─1251 年），金代著名醫學家、金元四大家之一，字明之，晚號東垣老人，世稱李東垣，真定（今河北正定）人。出身富裕家庭，早年為母病遍延名醫，雜藥亂投，竟不知其母患何病而死。李杲痛感對醫學無知，於是拜名醫張元素為師，潛心研習，盡得其傳。

　　李杲以《黃帝內經》理論為基礎，結合實踐，認為飲食不節、勞役所傷和情緒失常，最易使到脾胃受傷，正氣不振，由是而生各種疾病，並提出「內傷學說」及以養胃為本的理論，在治療上重視調理脾胃、提升中氣，自製補中益氣湯等新方。由於他善用溫補脾胃之法，因此後世醫家稱之為「補土派」或「溫補派」。

　　李杲晚年把經驗傳給弟子羅天益、王好古等，成為中醫脾胃學說的奠基者。《脾胃論》是他的代表作，此外還有《內外傷辨惑論》、《蘭室秘藏》及《醫學發明》等。

二、李杲的主要著作

　　李杲撰《內外傷辨惑論》是內科著作，成書於1232 年（宋紹定五年；金天興元年），1247 年刊行。共三卷，內容詳述「內傷」、「外感」兩大病類的病因、病狀、脈象、治法等，對飲食勞倦所傷而致脾胃病的診

察及治療用藥，作了全面的闡釋。此書是李杲創立「內傷脾胃學說」的基礎，其後在《脾胃論》中有進一步的申論。

《脾胃論》是內科著作，李杲撰於 1249 年。共三卷，載醫論三十六篇、方論六十三篇。此書闡述脾胃的重要作用、脾胃與元氣的關係，及內傷脾胃諸病的證治，是李杲倡導「脾胃論」學說的代表作，至今仍為臨床的常用參考。

《蘭室秘藏》是李杲晚年撰寫的綜合性醫書，約於 1276 年（至元十三年）刊行。共三卷，分二十一門，以內科雜病為主，兼及眼耳鼻、口齒咽喉、婦人、瘡傷、小兒病證；內科雜病之中，以脾胃病證為重點。收載方劑二百八十首，是李杲在方劑學上作出的重要貢獻。

三、李杲的脾胃論學說

李杲繼承並發揮了張元素臟腑辨證之長，尤其是強調脾胃對人體生命活動的重要作用，以及脾胃受損對其他臟腑的影響，提出「脾胃論」的學術主張。李杲在他的著作《內外傷辨惑論》、《脾胃論》、《蘭室秘藏》中，着重闡明脾胃的生理功能、內傷病的病因病理、鑑別診斷、治療方藥等一系列相關問題。

李杲認為，脾胃運化水穀，是元氣的物質源泉；元氣是健康之本，脾胃傷則元氣衰，元氣衰則百病由生。他強調脾胃在人體氣機升降中的作用，穀氣上升、脾氣

升發，元氣才能充沛，生機才會旺盛；否則，陰火上沖
而為諸病。在重視升發脾陽的同時，也要注意潛降陰火
的一面，升胃氣和降陰火，兩者是相反相成的。

內傷脾胃的原因，一是飲食不節，二是勞役過度，
三是精神刺激；三者常交織在一起，而精神因素時常起
着先導作用。治療的方法要從益胃、補中、溫胃着手，
這就是三焦元氣以脾胃為本的理論在治療上的具體應
用。在臨證用藥方面，李杲還提出「四禁」的用藥規
律：一是「時禁」，即按四時氣候的升降相應選用汗、
吐、下、利等治法；二是「經禁」，要分辨六經脈證運
用方藥；三是「病禁」，要避免「虛虛實實」之誤；四
是「藥禁」，要根據病情慎用或不用某些藥物。

四、李杲的弟子羅天益

羅天益（1220 年—1290 年），元代醫學家，字謙
甫，真定（今河北正定）人。學醫於李杲，曾撰《內經
類編》，分類歸納疾病的治療方法，因而受到賞識。李
杲臨終時以所著書相託，其《脾胃論》、《蘭室秘藏》，
羅天益均撰有序言，並為其師輯《東垣試效方》九卷。

羅天益本人治學，概以臨床實踐為依據，不尚空
談，著有綜合性醫書《衛生寶鑑》二十四卷。此書重視
脾胃學說，以理論聯繫實踐，條理井然，具有較高的臨
床參考價值。在繼承李杲學術經驗的同時，作者本身
亦有相當豐富的證治心得。另有補遺一卷，是後人所
增訂。

第五節　王好古：注重傷寒陰證研究

一、王好古的生平和醫說

　　王好古（約 1200 年—1264 年），金元間醫學家，字進之，號海藏老人，趙州（今河北趙縣）人。進士出身，博通經史，廣覽醫籍，其初受業於張元素，後來師事李杲，盡得其傳。曾從軍出征。在趙州曾以進士官本州教授，兼提舉管內醫學。晚年退居草堂，杜門養拙。

　　王好古的論學主張，大體宗於李杲；藥物運用，則受張元素的影響。其《湯液本草》首列李杲的「藥類法象」和「用藥心法」，然後提出他本人的論述；《醫壘元戎》中的五臟六腑主治藥物，是依據張元素的《臟腑標本藥式》寫成。這些都說明了他既學有本原，而又具有特色。王好古又輯錄李杲的論述而成《此事難知》，有專論一百零四篇，是研究李杲學說的重要參考書，書中也反映了王好古對《傷寒論》的研究和他的醫學思想。此外，還有《陰證略例》、《癍論萃英》等。

二、王好古的主要著作

　　《醫壘元戎》是綜合性醫書，王好古撰於 1231 年（正大八年）。原書十二卷（另有一卷本），深入闡述臨床辨證，如辨氣血之體、陰陽二證、內外傷、傷寒六經的傳變等，還列舉了一些病證的通用方藥，頗便於臨床應用參考。

　　《湯液本草》是本草學著作，王好古在書中認為，

神農本草、伊尹湯液是醫家的正學，此書因而定名為
《湯液本草》，內容以金元藥理學說的重要課題為名目，
集中採用了金元醫家之說，共收藥物二百四十二種，以
實用為主。金元本草著作很少流傳至今，所以本書有其
特殊價值。

至於《陰證略例》，有三種內容多寡不一的抄本傳
世，最後的增補本於 1236 年定稿。這是研究傷寒陰證
的專著，對傷寒三陰證及一些內傷雜病陰寒證的辨證論
治，有詳細的闡述，治療方面主張以溫補脾腎為主要法
則，證方俱備，書末附有作者治病經驗。

三、王好古的「陰證論」

王好古推崇仲景學說，特別注重傷寒陰證的研究，
特撰《陰證略例》，對陰證的發病原因、證候、診斷和
治療，作了詳細的論述，並提出許多獨特見解。他十分
重視內因的作用，認為無論內傷或外感發病，都是由於
人體本虛；在治療上着重保護腎氣，增強體質，強調溫
養脾腎的原則。他這些關於陰證的理論觀點和實際經
驗，既補充了張仲景之學，又發揮了易水學派之說。

王好古在臨證實踐中，既把六經辨證的原則應用於
雜病，又把雜病方藥用於六經諸證，將傷寒與雜病的治
療統一起來。這就擴大了很多方劑的應用範圍，體現了
辨證論治的靈活性。在《癍論萃英》中，他還把六經施
治的方法應用於治療小兒斑疹。在《醫壘元戎》中，按

三焦寒熱、氣血寒熱區分病位，選用方藥，對後世三焦辨證和衛氣營血辨證的產生有一定的啟蒙作用。

▼ 年表 ▼　元朝時期事項

元朝（1271 年至 1368 年）
● 1271 年（至元八年），元代經省部議定《選試太醫法度》，依此選試太醫。
● 1272 年（至元九年），設醫學提舉司，專管醫學教育。
● 1291 年（至元二十八年），羅斛國遣使贈藥物。
● 1292 年（至元二十九年），元大都和上都設立「回回藥物院」。
● 1294 年（至元三十一年），曾世榮著《活幼心書》。
● 1303 年（大德七年），忽公泰撰《金蘭循經取穴圖解》刊行。
● 1308 年（至大元年），王與撰《無冤錄》刊行。
● 1311 年（至大四年），竇桂芳輯《針灸四書》。
● 1315 年（延祐二年），杜思敬輯《濟生拔萃》。
● 1331 年（至順二年），李仲南著《永類鈐方》。
● 1335 年（至元元年），齊德之著《外科精義》。
● 1337 年（至元三年），危亦林著《世醫得效方》，首創「懸吊復位法」治療脊柱骨折。
● 1341 年（至正元年），滑壽著《十四經發揮》刊行；杜本著《敖氏傷寒金鏡錄》，繪三十六種舌象圖。
● 1347 年（至正七年），朱震亨著《格致餘論》，其後又著《局方發揮》。
● 1348 年（至正八年），葛乾孫著《十藥神書》。
● 十四世紀中葉，日本學者田代三喜來華留學，回國後建丹溪學社。
● 1359 年（至正十九年）滑壽著《診家樞要》。
● 1366 年（至正二十六年），滑壽著《難經本義》。

◼　　　第六節　朱震亨：丹溪學派的創始者　　　◼

一、朱震亨的生平和醫說

　　朱震亨（1281 年—1358 年），元代醫學家，金元四大家之一。字彥修，婺州義烏（今浙江義烏）人；世居義烏丹溪邊，因而以丹溪為號，人稱丹溪翁。早年習舉子業，三十歲時有志於醫學；三十四歲時又以朱熹的四傳弟子、元代理學家許謙為師，成為理學家。這對他後來的醫學思想有很重要影響。

　　朱震亨轉攻醫學的直接原因，是有感於親屬多人歿於藥誤。他為了追求和研習醫學，遍歷吳中、宛陵、南徐、建業數郡，為求見名醫羅知悌，竟恭候於其門前長達三個月，終於成功拜羅知悌為師。羅知悌（約 1243 年—1327 年）是劉完素的再傳弟子，字子敬（一字敬夫），號太無，錢塘（今浙江杭州）人。其醫學得到劉完素門人荆山浮屠之傳，旁通張從正、李杲之說，將金元時期北方著名醫學學派的思想理論傳播於江南，並以三家之學授朱震亨，而成丹溪學派。《羅太無先生口授三法》一書，或為丹溪傳人所撰。

　　朱震亨嘗謂「操古方以治病，其勢不能盡合」。於醫既能發揮經旨、參合哲理、融合諸家，亦能結合臨床實踐，創立新說，名貫江浙，而仍布衣蔬食，清修苦節。有求醫者「無不既往」，「雖百里之遠弗憚也」。

　　朱震亨首創「陽有餘，陰不足」之論，認為各種疾

病由此產生，強調要節制食欲、色欲以保養「陰精」，於治療方面倡導「滋陰降火」。他因擅長此法，後世稱之為「養陰派」或「滋陰派」。主要著作有《格致餘論》、《局方發揮》及《金匱鉤元》、《傷寒辨疑》、《本草衍義補遺》、《外科精要發揮》等，凡二十餘種，其中有些已佚。流傳的《丹溪心法》、《丹溪心法附餘》，是後人把朱震亨的臨床經驗整理而成。現有《朱丹溪醫學全書》。

　　朱震亨是元代醫學的代表人物，與金代的劉完素、張從正、李杲並稱「金元四大家」（表 7）。

表 7　金元四大家的學術理論

醫家名稱	學術理論	學派名稱
劉完素（河間），約 1120 年—1200 年	火熱論：主張疾病多從火起，治療多用寒涼藥	寒涼派、河間學派
張從正，約 1156 年—1228 年	攻邪論：治病注重攻邪，善用汗、吐、下三法	攻下派、攻邪學派
李杲（東垣），1180 年—1251 年	脾胃論：認為人以胃氣為本，善用溫補脾胃之法	補土派、溫補派、脾胃學派
朱震亨（丹溪），1281 年—1358 年	相火論：治病善用滋陰降火法	養陰派、滋陰派、丹溪學派

二、朱震亨的主要著作

　　元代朱震亨撰於 1347 年（至正七年）的《格致餘論》，是一冊醫學理論著作。不分卷，載錄醫論四十餘

篇，包括基礎理論、病證辨析、治法和一些方劑的評述等，所發議論淺近易懂，充分反映了作者的學術思想，是研究丹溪學說的一部重要著作。

另一本醫學理論著作《局方發揮》，一卷，內容結合了作者的學術見解及臨床治驗案例，着重闡發作者主張滋陰降火法則的具體運用，是丹溪學派的重要理論著作。

朱震亨撰、明代戴思恭（原禮）校補的《金匱鈎玄》，是綜合性醫書，共三卷，論述臨床各科病證，條理賅括，詞旨簡明。書末附醫論六篇，均為戴氏所撰。明代《薛氏醫案》收入此書，改名《平治薈萃》。清代因避康熙帝名諱，將書名改為《金匱鈎元》。

三、朱震亨的「相火論」

朱震亨發揮了《內經》以來關於「相火」的見解，闡述了「相火」之「常」與「變」的規律。相火之常為生理，「人非此火不能有生」；相火之變為病理，縱欲傷陰就是導致疾病的內在因素。但是只憑滋陰降火的藥物，也還不能根本解決「相火妄動」從而致病的問題，所以他還大力宣傳「養生」、「節欲」、「保養肺腎二臟」的重要性。人身精血難成而易虧，加上人的情欲無涯，相火易於妄動，於是得出「陽常有餘，陰常不足」的結論。

朱震亨所處的時代，《局方》依然盛行，醫者濫用辛熱燥烈的藥物，仍然十分普遍。《局方發揮》列舉諸

證，剖析誤用辛熱之害，指出陰虛血少之人所傷尤甚，所以他在養生或治療方面都體現了補陰的思想，糾正時弊。《四庫全書提要》指出：「《局方》盛行於金元，至震亨《局方發揮》出，而醫學始一變也。」

　　朱震亨臨診治療，病者每多服藥即癒，不必復診，時人譽之為「朱一貼」。弟子眾多，方書廣傳。李杲、朱震亨二人的學術，其後傳至日本，備受推崇，日本醫家稱為「李朱醫學」，並曾成立「丹溪學社」，專門研究朱震亨的醫學，且尊他為「醫聖」。

☯ 相 關 人 物 ☯

趙良仁：跟從朱震亨習醫

　　趙良仁（1304 年—1373 年），字以德，又字立道，號雲居。《元史・藝文志》及《古今醫統》等均誤作「趙良」。浦江（今屬浙江）人。初從浦江吳萊、柳貫學儒業，後來改從朱震亨習醫。治病多效，名傳江浙。後隱居華亭（今上海松江）鄉間，行醫濟世。著有《醫學宗旨》、《金匱方衍義》、《丹溪藥要或問》等書。

項昕：與朱震亨切磋學問

　　項昕（十四世紀），元代醫家。字彥章，一作彥昌，晚號抱一翁，原籍永嘉（今浙江溫州），後遷餘姚（今浙江餘姚）。幼好方術，外祖杜曉村世業醫，項昕從他習誦《素問》、《難經》、《脈經》等，勵志醫術。

　　項昕曾與當時大儒、名醫朱震亨、葛乾孫等人切磋學問，又向太醫院使張廷玉學習按摩，為人診治疾病，無不立驗。所著《脾胃後論》已亡佚。

第七節　元代各科醫家群像

一、杜本：編著現存最早的舌診專書

　　杜本（1276 年—1350 年），元代學者、醫學家，字伯原，又字原父，號清碧，江西靖江人。博學善文，兼通醫學，對舌診尤有深入研究。當時流傳有敖氏舌法十二首，杜本加上二十四幅彩色繪製的舌苔圖，並列入治法方藥，於 1341 年（至正元年）撰成《敖氏傷寒金鏡錄》一卷，是中國現存最早的舌診專著，圖文並用。敖氏指敖繼翁，字君壽，宋元之間福建人，寓居湖州，撰《金鏡錄》。

　　《敖氏傷寒金鏡錄》是在敖繼翁《金鏡錄》的基礎上，將臨床常見舌象由原十二圖增為三十六圖，每圖下面附文字說明，聯繫病證以傷寒為主，兼及內科雜病及其他一些證候。辨析嚴謹，為中國醫學的舌診發展奠定了基礎。

二、危亦林：著骨科專書《世醫得效方》

　　危亦林（1277 年—1347 年），元代著名醫學家，字達齊，南豐（今江西南豐）人。出身於五代世醫之家，早年即承祖業。醫術精湛，長於骨傷科，曾任南豐州醫學教授，及官醫副提領之職。以十年時間，匯歷代各家醫方，集五世家傳經驗，於 1337 年（至元三年）著成《世醫得效方》，對骨傷科的論釋尤精，在當時是內容比較完整的骨科專著。危亦林書中記述了用曼陀羅

花製成的藥劑「草烏散」的用法，指出須按年齡骨質、病況酌量使用，是繼南宋醫家竇材之後，另一個提出使用麻醉劑的醫學家。

《世醫得效方》，1345年（至正五年）刊，十九卷，《四庫全書》本末附《千金方養生書》一卷。著者根據五世家傳醫方編寫而成此書，按元代醫學十三科的順序，分別記述內、外、婦、兒、五官及骨傷科等各種疾病的脈病證治，內容相當豐富。其中第十八卷專門討論正骨兼金鏃科（即傷科）病症的治療，頗多創新，對後世骨傷科的發展，有較大影響。關於頸椎骨折脫位的「懸吊復位法」，更是中醫骨傷科首創。全書編次條理清晰，科目齊全，對疾病的分類較細，所選諸方亦有實用價值。

☯　**相 關 人 物**　☯

竇材：宋代醫家

竇材（十二世紀），河北正定縣人。曾任開州巡檢，遷武翼郎，一說他曾任太醫。南宋時，於1146年（紹興十六年）撰成《扁鵲心書》，託名是「扁鵲所傳」，以《內經》為醫學正傳。此書分上、中、下三卷，附「神方」一卷。他的學術觀點，主要有「當明經絡」、「須識扶陽」、「溫補脾腎」、「灼艾第一」等，有其獨到之處。

三、忽思慧：著《飲膳正要》的營養學家

忽思慧（十三至十四世紀），元代營養學家，蒙古

族（一說維吾爾族）人。他曾於延祐年間（1314 年—1320 年）任飲膳太醫，主管宮中飲食調配、藥物補益等工作，專門從事飲食營養衛生的研究，對食物的營養價值有較深入和正確的認識。1330 年（天曆三年）寫成《飲膳正要》，內容包括飲食衛生和食治療法，是中國現存最早一部完整的營養學專書。

《飲膳正要》三卷，從人體實際飲食需要出發，以健康人的膳食標準立論，訂定一套飲食衛生法則，具體闡述養生、避忌、烹調、營養療法，並且有專篇討論食物中毒的防治方法。圖文並茂，附錄版圖二十餘幅。書中亦有關於蒙古族飲食營養的記載，保留了豐富的史料。

四、倪維德：著治眼病專書《原機啟微》

倪維德（1303 年—1377 年），元末明初之際醫學家，字仲賢，號敕山老人，吳縣（今江蘇蘇州）人。世代業醫，父祖都有醫名。他鑽研金元諸家醫學著作，臨床很有療效。主張醫者當通盤學習傷寒、內傷、婦女、小兒治法，不可單業某一科；臨證處方用藥，不可拘於一說。因見治眼病的專書很缺乏，於是編成《原機啟微》。「原機」即討論眼病的意思。

《原機啟微》又名《元機啟微》，初刊於 1370 年（洪武三年）；明代薛己校註，收入《薛氏醫案》之中。此書分兩卷：卷上論述多種眼病的病因、病機和治則，包括倒睫、眼瞼炎、眼出血、內障、瞳孔散等；卷下討論

眼症的制方例法，搜羅廣泛且有顯著療效。附錄一卷，是薛己校訂時增補的。此書對後世眼科學術理論的完善與發展，起了重要的作用，至今仍對中醫眼科臨床有指導和參考價值。

五、葛乾孫：著治癆專書《十藥神書》

葛乾孫（1305 年 — 1353 年），元代醫學家，字可久，平江路（今江蘇吳縣）人。出身世醫之家，其父葛應雷為當時名醫。年輕時喜好武術，後因屢試不第，遂跟從父親學醫，繼承家業。行醫施藥有奇效，尤擅長治虛損癆瘵（肺結核），與當時名醫朱震亨齊名，據傳二人曾共同會診病人。

葛乾孫於 1384 年（至正八年）著成《十藥神書》一卷，是醫學史上第一部治癆專書。內容論述治療虛癆咳血的理法方藥，創製了十首良方，分治肺癆各症，大多實用有效，有較高的臨床價值，為後世醫家所遵循。葛乾孫還著有《醫學啟蒙》等書。

❷ 相 關 人 物 ❷

葛應雷：葛乾孫的父親

葛應雷（十三至十四世紀），元初醫家，字震父，號彥和，平江路（今江蘇吳縣）人。出身醫學世家，初習科舉業，南宋亡後，棄儒習醫。其外方製劑獨具特色，有別於一般醫生。後由平江路醫學教授升江浙行省官醫提舉，著《醫學會同》二十卷。其子葛乾孫亦為元代名醫。

Ⅲ　　第八節　滑壽：著名的針灸家　　Ⅲ

一、滑壽的生平和著述

　　滑壽（1304 年—1386 年），元末明初著名醫學家、針灸家，字伯仁，晚號攖寧生，祖籍許州襄城（今河南襄城），後來居於餘姚（今浙江餘姚）。他無意仕途，借醫隱身晦名。主張精研經典醫籍，以掌握醫學機要，著《讀素問鈔》、《難經本義》等，作為引導後學之書。

　　滑壽在經絡腧穴的考訂方面，有重要的貢獻。鑑於「奇經八脈」中的任督二脈分行腹背中央，統領人體陰陽諸脈，有專門的腧穴，故此認為應與十二經脈一視同仁。著《十四經發揮》一書，流傳海內外，對針灸學的發展有頗大影響，日本針灸界亦多以滑壽的十四經說及其取穴法為標準。另有《診家樞要》，是學習脈診的重要參考書之一。

　　《十四經發揮》為經脈專著，1341 年（至正元年）刊。共三卷：卷上為《手足陰陽流注篇》，卷中為《十四經脈氣所發篇》，卷下為《奇經八脈篇》。文字簡要，並附有仰、伏人尺寸圖及十四經的經穴分圖。

　　《診家樞要》為脈學著作，約成書於 1359 年（至正十九年）。一卷，首論脈象大旨及辨脈法，而在切脈方面歸納總結為舉、按、尋三法：「舉」即輕手切脈，相當於浮取法；「按」即重手切脈，相當於沉取法；「尋」即不輕不重，是介於浮取、沉取之間的中取法。此書闡述婦人及小兒脈法，甚為簡明扼要。

二、滑壽行醫濟世的事跡

　　根據《浙江通志》記載，按滑氏家譜，滑壽本姓劉，是明代開國功臣劉基（字伯溫）的哥哥，拜名醫王居中為師；又向名醫高洞陽學習針灸。元末兵亂，民不安居，滑壽挈家徙居浙江，遷往餘姚。劉基建功立業後，曾到餘姚勸他出仕，但滑壽無意做官，行醫於鄞、越一帶（今浙江寧波、紹興之間）。他精於診斷和方藥，療效很好，病人爭相求治，當時浙江一帶都知道「攖寧生」的醫名。

　　滑壽在學術上十分重視《素問》和《難經》兩書，但感到《素問》流傳日久，篇目結構有些混亂無緒，於是將全書分類、按專題進行摘錄，集成《讀素問鈔》一書。又感《難經》亦有編次錯亂、文字缺漏之處，撰著《難經本義》兩卷，六百多年來，一直受到醫家推崇。他在針灸學上的成就，更為後世醫家所贊同和重視，近代著名中醫學家承淡安指出，針灸得盛於元，應是滑壽之功。

　　明代朱石根據滑壽門人弟子編集的資料，寫成一篇《攖寧生傳》，當中記載了滑氏的臨證醫案四十餘例，包括內、婦、兒等各科疾病。有一孕婦患痢疾，滑壽認為應採用消滯導氣的治則，眾醫擔心有損於胎兒，加以反對，但滑壽根據《素問》有關理論，力排眾議，結果婦人病癒並且足月順產。又如用灸法治婦女寒疝與小兒泄瀉，治老年癃閉、瘧疾用丸劑以圖緩攻，均體現了治

療中的圓機活法。

滑壽一心以救治病人為己任，不避風寒暑；病人無論貧富均一視同仁，不計較報酬多少。他對道家養生之道也很有研究，被稱為「老仙」，七十多歲時還顯得容顏年輕，行步輕捷。當時不少名士對他的品德和醫術十分推崇，宋濂等為他的著述作序，戴良在《滑伯仁像贊》中謂為既是隱身俟命的老儒，又是一代良醫。

第九節　元代的養生之道

元代的養生著作，除了前述《壽親養老新書》，還有邱處機的《攝生消息論》和《大丹直指》。李鵬飛的《三元延壽參贊書》，是一部關於道家長生術的專著。道家認為人有三元：天元與精氣有關，地元與起居有關，人元與飲食有關。三元壽命各六十年。如果調攝得當，就可延壽；調攝不慎，則會減壽。此書提倡的延壽之法，就是以「三元」為着眼點。

王珪的《泰定養生主論》，對於人生各個不同生理階段的攝生宜忌，從婚合、孕育、嬰幼、童壯到衰老，都有所論及。作者指出養生之法雖有多端，要之以修養德行統攝全局，「量其才能而負之荷之」，又強調「以安其份，故謂之養」。

滑壽對道家養生之道很有研究，七十多歲時，還顯得容顏年輕，行步輕捷。晚年整理自己的行醫經驗和心

得，寫成許多著作。臨終前將隨他學醫的侄兒叫到面前，誨之曰：「醫學亦難矣，汝謹識之。」言訖，端坐而逝。

　　金元四大家之一的朱震亨，在疾病治療上多主張滋陰降火。他還在《格致餘論》中首創飲食箴和色欲箴，強調平時應注意攝生，節飲食和戒色欲，不使邪火妄動；〈慈幼論〉、〈養老論〉等篇，都發揮了他的養生理念。

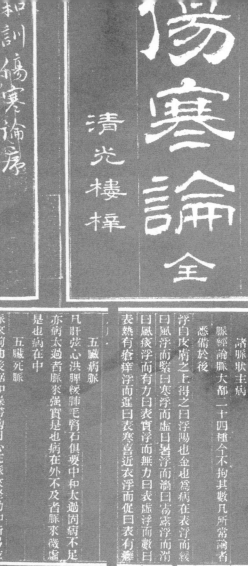

傷寒論 全

清光樓梓

凡假名附

和訓傷寒論序

夫醫術者仁術也生夫容易哉

明醫術者求諸技人無珠

醫術者求諸技人無珠

聖者仁術救民之猶治園利

物玉鍼石灸火即施百藥

利和湻宜伯非研精焉里

右·五臟病脈

是也病在中

凡肝弦心洪脾緩肺毛腎石俱要中和太過固病不足亦病太過者脈來強實是也病在外不及者脈來微虛

五臟死脈

脈來前曲後踞如操帶鈎曰心死脈來堅勁如新弓弦又如循刀刃曰肝死脈來堅銳如啄如鳥之喙如屋之漏如水之流介然不鼓曰脾死脈來如物之浮如風

吹毛曰肺死脈來發如解索辟辟如彈石曰腎死凡此

蕭脈狀主病

脈經論脈大都二十四種今不拘其數凡所常論者

悉備於後

浮曰皮膚之上得之曰浮陽也金也為病在表浮而緩曰風痰浮而有力曰表實浮而無力曰表虛浮而數曰表熱喜近衣浮而促曰表有瘤

脈經論脈大都二十四種今不拘其數凡所常論者

悉備於後

諸脈狀主病

吹毛曰肺死脈來發如解索辟辟如彈石曰腎死

皆真臟之脈無胃氣以和之故謂之死

補注黃帝內經素問卷第一

黃帝內經

明
朝
至
清
朝
中
葉
：
醫
學
的
繁
榮
和
穩
定

　　明代（1368 年—1644 年）是繼元代之後的統一
王朝，國祚凡二百七十七年。明亡之後，清朝（1644
年—1912 年）統治中國二百六十八年。清中葉以後，
國力衰退，西力東漸，影響及於醫學至巨。

　　明清醫學承襲宋元的基礎，名醫輩出，醫書大量刊
刻，是中國傳統醫學發展的高峰時期。中醫學術取得突
破成就的，是本草學和溫病學；對天花的認識和人痘接
種術的運用，是醫學發展一項突出的創新。

　　清代乾嘉考據學盛行，在醫界則表現為研究古代經
典著作的熱潮，不過，在一定程度上也壓抑了醫學的創
新精神。乾隆以後，人口大增，疾病流行，對醫藥的需
求更殷。普及性質的醫書大行其道，不少醫家致力於醫
學知識的大眾化。既有《中藥藥性賦》、《湯頭歌訣》、
《四言脈訣》、《醫學三字經》之類簡明易記的歌賦體裁

讀物，也有如陳修園編寫的《醫學實在易》、《醫學從眾錄》、《時方歌括》、《時方妙用》等淺白的入門著作。

　　各個醫學分科不只有獨當一面的人物，而是出現「群組」現象的名家群體，例如外科三大學派、溫補三大家等等，各展所長。醫學由繁榮而趨隱定，是這三百多年間的面貌。

　　明末清初西方傳教士東來，利瑪竇、龍華民等到中國，傳入西方的科學文化知識，引起中國知識人士注意，進而從事相關研究。鄧玉函、羅雅各等的《泰西人身說概》和《人身圖說》，是西方傳入中國的早期解剖學著作。

▼ 年表 ▼　明朝時期事項

明朝（1368 年至 1644 年）
● 1368 年（洪武元年），王履著《醫經溯洄集》。
● 1370 年（洪武三年），倪維德著《原機啟微》。
● 1384 年（洪武十七年），徐用誠著《本草發揮》。
● 1389 年（洪武二十二年），太醫令改稱院使，丞改稱院判。
● 1403 年至 1408 年（永樂元年至六年），朝廷編成大型類書《永樂大典》，其中收載明以前醫書甚多。
● 1406 年（永樂四年），朱橚等著《救荒本草》刊行；《普濟方》約成於此時。
● 1439 年（正統四年），徐鳳著《針灸大全》。
● 1442 年（正統七年），冷謙著《修齡要旨》。
● 1443 年（正統八年），太醫院復刻《銅人腧穴針灸圖經》，並據宋代天聖銅人鑄造針灸銅人。
● 1445 年（正統十年），朝鮮金禮蒙等編成《醫方類聚》，書中收錄漢唐至明初中國醫書百餘種。

（續上表）

明朝（1368 年至 1644 年）
● 1459 年（天順三年），蘭茂撰《滇南本草》。
● 1492 年（弘治五年），王綸著《本草集要》。
● 1515 年（正德十年），李濂著《醫史》。
● 1529 年（嘉靖八年），高武著《針灸聚英》刊行；薛己著《內科摘要》、《正體類要》、《口齒類要》刊行。
● 1549 年（嘉靖二十八年），江瓘著《名醫類案》。
● 1550 年（嘉靖二十九年），沈之問著《解圍元藪》。
● 1556 年（嘉靖三十五年），徐春甫著《古今醫統大全》。
● 1565 年（嘉靖四十四年），樓英著《醫學綱目》；陳嘉謨著《本草蒙筌》。
● 1567 年至 1572 年（隆慶元年至六年），人痘接種法見於記載，十六世紀時廣泛應用。
● 1568 年（隆慶二年），徐春甫等在直隸順天府（今北京）組織成立「一體堂宅仁醫會」。
● 1575 年（萬曆三年），李梴著《醫學入門》。
● 1578 年（萬曆六年），李時珍著《本草綱目》及《奇經八脈考》；周履靖輯《赤鳳髓》。
● 1584 年（萬曆十二年），吳昆著《醫方考》。
● 1586 年（萬曆十四年），馬蒔著《黃帝內經素問靈樞注證發微》。
● 1591 年（萬曆十九年），高濂著《遵生八箋》。
● 1592 年（萬曆二十年），方有執著《傷寒論條辨》刊行。
● 1601 年（萬曆二十九年），楊濟時著《針灸大成》刊行；王肯堂、吳勉學編著《古今醫統正脈全書》。
● 1602 年至 1608 年（萬曆三十年至三十六年），王肯堂著《證治準繩》。
● 1604 年（萬曆三十二年），龔廷賢著《小兒推拿方脈全書》。
● 1605 年（萬曆三十三年），周于蕃著《小兒推拿秘訣》。
● 1606 年（萬曆三十四年），陳繼儒約於此時撰《養生膚語》。
● 1615 年（萬曆四十三年），龔廷賢著《壽世保元》。

（續上表）

明朝（1368 年至 1644 年）
• 1617 年（萬曆四十五年），陳實功著《外科正宗》；趙獻可著《醫貫》刊行。
• 1620 年（萬曆四十八年），武之望著《濟陰綱目》。
• 1622 年（天啟二年），繆希雍著《炮炙大法》。
• 1624 年（天啟四年），張介賓著《類經》。
• 1632 年（崇禎五年），陳司成著《黴瘡秘錄》刊行。
• 1636 年（崇禎九年），胡慎柔著《慎柔五書》。
• 1640 年（崇禎十三年），張介賓著《景岳全書》刊行。
• 1641 年（崇禎十四年），大疫流行，遍及河北、山東、浙江等數省。
• 1642 年（崇禎十五年），吳有性著《溫疫論》，創「癘氣説」，對溫病學的發展有很大貢獻；李中梓著《內經知要》。
• 1644 年（崇禎十七年），傅仁宇著《審視瑤函》（又稱《眼科大全》）刊行。

第一節　明代編修的醫學著作

一、朱橚：編成史上最大方書

　　朱橚（？ 年—1425 年），明太祖第五子。初封吳王，後改封周王，諡周定王。好學，留心醫藥。曾在開封（今河南開封）居住八年，參考前人著作，訪問野老田夫，撰成《救荒本草》。此書初刊於 1406 年（永樂四年），將饑荒時可代食品用的植物（包括根、苗、花、實等），描繪圖形，記明產地，指出食用部位的性味及食法等。書中補充了不少未經收載入本草學中的野生草藥品種，亦有助於中草藥的發展。現存 1525 年

（嘉靖四年）刊本；收載本草四百一十四種。此書在農學、醫藥學及植物學方面，都有相當重要的價值。

朱橚又與教授滕碩、長史劉醇等共同收集古今方劑，於 1406 年（永樂四年）編成中國醫學史上最大的一部方書《普濟方》。這部醫方專著匯集了明代以前的重要文獻資料，可供研究古代醫藥學的查考。共一百六十八卷，篇幅宏大，搜羅廣博，幾乎收錄了明代以前所有方書的內容，並且附有大量時方。

《普濟方》書前有總論、方脈、藥性、運氣、臟腑、身形等編，繼列方藥，共分一千九百六十論、二千一百七十五類、七百七十八法，載方六萬一千七百三十九則，總數約九百五十萬字，還刊有插圖二百三十九幅。書中對每種病證都方論俱備，資料悉存。明代以前許多今已散佚的方書內容，有賴此書始得到保存。但因過於龐雜，收載了很多不切實用的方藥。

二、趙道震：參與編修《永樂大典》

趙道震（十四至十五世紀），明初醫家，字處仁，金華（今屬浙江）人。通醫術，精研醫學文獻典籍，受教於朱震亨（丹溪）後，造詣更深。1387 年（洪武二十二年）徙定遠（今屬安徽），治療病患甚多。1406 年（永樂四年）參與編修《永樂大典》，並負責其中關於運氣的著述。歸家後教子學醫，享年八十四歲。著有《傷寒類證》。

《永樂大典》是明成祖永樂年間修纂的大型類書，

廣泛搜集當時能夠見到的圖書七八千種，將經史子集、百家之言以及天文、地理、醫卜、技藝諸書，按照原文整段、整篇至整部編入，共二萬二千八百七十七卷，約三億七千萬字，是中國古代最大的一部類書，但未刊刻。現存約八百卷，僅佔全書百分之三四。

三、李濂：編寫醫學人物傳記

李濂（1488 年—1566 年），明代文學家、醫史學家，字川父，祥符（今河南開封）人。早年任沔陽知州、寧波同知、山西僉事，其後致力於學。所著《醫史》一書，是中國現存最早的醫學人物傳記專著。

《醫史》又名《李濂醫史》，成書於 1515 年（正德十年）。共十卷，介紹歷代著名醫家事跡，總共七十二人，並收錄了一些相關的資料。此書對於研究中國古代醫家及醫學歷史，有重要的參考價值。

III　第二節　萬全（密齋）：著名兒科醫學家　III

一、萬全的生平和著作

萬全（1495 年—1580 年），明代醫家，又名全仁，字事，號密齋。湖北羅田縣人。一生行醫，活人甚眾，尤善治小兒諸病，著述頗豐。1549 年（嘉靖二十八年）刊行的《萬密齋醫學全書》，共收著作十種，因此又名《萬密齋醫書十種》，包括:（一）《保命歌括》三十五卷；（二）《傷寒摘錦》兩卷；（三）《養生四要》五卷；（四）

《萬氏女科》三卷；（五）《幼科發揮》兩卷；（六）《片玉新書》五卷；（七）《育嬰秘訣》四卷；（八）《痘疹心法》二十三卷；（九）《片玉痘疹》十三卷；（十）《廣嗣紀要》十六卷。

　　這套叢書的內容以兒科較多，治療上重視調補脾胃，其中的萬氏家傳兒科「秘傳十三方」及牛黃清心丸等方，不少確有卓效，為後世醫家所習用，在明清兩代有較大影響。日本醫家湯本求真的《皇漢醫學》、丹波元堅的《雜病廣要》和朝鮮名醫許浚的《東醫寶鑑》，都有引用萬氏醫論的內容。

二、論述胎教和兒科疾病

　　《萬氏女科》一名《萬氏婦人科》，共三卷，以肝、脾、腎立論，重視培補氣血、調理脾胃，注意固護元氣，切於實用，有一定的臨床參考價值。此書對胎教的論述，有較多的發揮；對孕婦保健，亦可作為現實的指導。

　　《幼科發揮》兩卷（一作四卷），按照肝、心、脾、肺、腎五臟順序，介紹兒科疾病的診斷和治療，立方遣藥多出自家傳經驗，每病之後均附有醫案。

　　萬全認為小兒血氣未定，易寒易熱，腸胃軟脆，易飢易飽，主張「調理但取其平，補瀉無過其劑」。當時痘疹嚴重威脅病兒，所以他潛心研究治痘疹的方法，結合治療經驗，撰成《痘疹心法》和《片玉痘疹》。

　　萬全重視調補脾胃，指出若胃氣壯實，則身體安

寧；若脾胃虛弱，則五臟俱損，百病叢生。因此認為調理脾胃，乃醫中之王道。在遣方用藥方面，喜用丸散之劑，常用湯藥煎煮與丸散同服，或用沖劑服丸散。

第三節　明代溫補三大家

一、薛己及其父的著作

明代醫學家薛鎧、薛己父子共著《薛氏醫案》。薛鎧（十五至十六世紀），明代醫學家，字良武，江蘇京縣人。曾任太醫院醫士，後贈院使，對於外科、痘科諸症都有相當見解，尤擅長兒科。著《保嬰撮要》二十卷，後來由他的兒子薛己加以整理和補充。此外，薛鎧還校刊滑壽著《十四經發揮》一書行世。

《保嬰撮要》二十卷，1555 年（嘉靖三十四年）刊，前十卷是薛鎧所撰，後十卷是薛己所撰。作者很重視乳母對嬰兒身體和健康的影響，認為由乳母的體質、情緒、疾病等因素所引起的嬰兒疾病，必須同時對乳母與嬰兒進行醫治。

薛己（1487 年—1559 年），明代著名醫學家，字新甫，號立齋，吳縣（今江蘇蘇州）人。薛鎧之子，亦精於醫，被選入太醫院為御醫，後升為院使。不久辭職歸鄉，潛心鑽研。治學極為刻苦，校訂舊本，附以己說收入《薛氏醫案》，當中亦有自著之書。主要成就是在外科方面，重視脾胃的學術觀點對後世的影響較大，臨

證多用甘溫益中，補土培元等法，並開溫補一派。

　　薛己醫德高尚，對求治者總是盡力治療。他與名醫汪機友誼深厚，交往甚密，經常討論學術問題，看法往往相當一致。薛己強調「治病求本」，臨床辨證必須抓住疾病的本質；調治脾腎是治病的關鍵，他尤其重視脾胃的作用。但仍不拘一格、靈活多變，對後世醫家的脾腎論治很有影響。

　　《薛氏醫案》又名《薛氏醫案二十四種》，明代吳琯輯，收薛己及其父薛鎧所撰著及校刊、註釋的醫學叢書，總共二十四種，初刊於萬曆年間（1573 年 — 1620年）。當中屬於薛己撰著的有十種：（一）《內科摘要》兩卷；（二）《女科撮要》兩卷；（三）《保嬰金鏡錄》一卷；（四）《外科發揮》八卷；（五）《外科心法》七卷；（六）《外科樞要》四卷；（七）《正體類要》兩卷；（八）《口齒類要》一卷；（九）《癧瘍機要》三卷；（十）《外科經驗方》一卷。屬於薛鎧撰著的一種，是《保嬰撮要》二十卷。

　　南宋陳文中的《小兒痘疹方論》、陳自明的《外科精要》，元代杜本的《敖氏傷寒金鏡錄》和倪維德的《原機啟微》等珍貴醫學著作，都是經薛氏校刊而得以保存和流通的。

❧　相　關　人　物　❧

汪機：著《石山醫案》

　　汪機（1463 年 — 1539 年），明代醫家，字省之，

祁門（今屬安徽）人。因幾代家居祁門縣石山，故又稱汪石山，號石山居士。其父汪渭為當地名醫，他隨父親習醫學，有豐富臨床經驗，對內科、外科、針灸、痘疹等都有一定見解。著述頗多，以《石山醫案》、《外科理例》、《針灸問對》、《醫學原理》等書影響較大。

在醫學理論上，汪機私淑丹溪學派，在養陰論的問題上，糾正了後人對丹溪學說的偏頗，說明了自己重視陽氣的觀點，在臨床用藥上常以補氣為重。他抓住了營氣這個綱，將朱丹溪和李東垣的學說連接了起來，強調在治療上要博採眾家之長，不應拘泥於門戶之見。

二、趙獻可的命門學說

趙獻可（1573 年—1664 年），明代醫家，字養葵，自號醫巫閭子，鄞縣（今浙江寧波）人。曾到過多個地方遊學，足跡遍及中原。倡腎水命火之說，對命門學說尤有貢獻。他的代表作《醫貫》把「命門」解釋為人體的「太極」，受到不少醫家批評。另撰《邯鄲遺稿》，是婦科專著。

《醫貫》是醫論著作，1617 年（萬曆四十五年）刊；1628 年（崇禎元年）重刊本，題作《醫無閭子醫貫》。共六卷，重點闡述發揮命門學說，以保養「命門之火」，貫串處理養生、治病及有關疾病的問題，故名為《醫貫》。所述中風、傷寒、溫病、血病、痰飲、喘息等疾病的辨證論治，均以命門學說為指導。書中一些觀點，有時並不符合臨床現實情況。

表 8　明代溫補三大家

醫家名稱	心得和著作	貢獻和影響
薛己，1487 年—1559 年	重視脾胃的作用，薛鎧、薛己父子著《薛氏醫案》	開溫補一派，對後世醫家的脾胃論很有影響
趙獻可，1573 年—1664 年	倡腎水命火之說，著《醫貫》倡命門學說	把「命門」解釋為人體的「太極」，但有些觀點受到批評
張介賓（景岳），1563 年—1640 年	主張溫補腎陰腎陽，有《景岳全書》	使溫補學派的理論核心得到進一步發展

三、張介賓著《景岳全書》

張介賓（1563 年—1640 年），明代著名醫學家，字會卿（一作惠卿），號景岳；因其齋名「通一齋」，故別號通一子。山陰（今浙江紹興）人。積三十年心力，對《黃帝內經》分門別類詳加註釋。他主張溫補腎陰腎陽，慎用寒涼和攻伐方藥，創立了許多補腎方劑。著有《類經》、《類經圖翼》、《類經附翼》、《質疑錄》等，晚年總結其臨床經驗，輯成《景岳全書》，貢獻尤巨。他的學說，使溫補學派的理論核心得到進一步的發展。

《景岳全書》，1640 年（崇禎十三年）刊。共六十四卷，分為傳忠錄、脈神章、傷寒典、雜證謨、婦人規、小兒則、麻疹論、痘疹詮、外科鈐、本草正、新方、古方、外科方等，對八綱辨證有系統的闡述，在遣

方用藥方面不拘成方，因病施藥，頗有創新。本書被譽為溫補學派的代表作，流傳甚廣。薛己、趙獻可、張介賓，並稱「明代溫補三大家」。（表 8）

第四節　李時珍：著《本草綱目》

一、對中藥學作出重大貢獻

　　李時珍（1518 年—1593 年），明代傑出醫藥學家，字東璧，晚年自號瀕湖山人。蘄州（今湖北蘄春）人，其父李言聞在當地頗有醫名。李時珍曾參加科舉考試，後棄儒習醫，繼承家學，專攻本草。精通醫理，尤其重視實踐，長期上山採藥，時常向人虛心請教。他廣泛披閱歷代醫藥書籍達八百餘種，對前代本草典籍中所載藥物，加以鑑別考證，糾正了不少錯誤。歷二十七年艱辛，著成藥學巨著《本草綱目》，對中藥學的發展起了重大作用。

二、總結明代以前的藥物學成就

　　《本草綱目》成書於 1578 年（萬曆六年），是醫學史上影響最大的中藥學專著。共五十二卷，收載藥物一千八百九十二種，其中新增藥物三百七十四種，插圖一千餘幅。李時珍以藥物的天然來源及屬性為綱，將藥物分成十六部；同一部的藥物又以相近的類別為目，分為六十類目。書中所載藥物，均以「釋名」考訂名稱，以「集解」敘述產地、形態、栽培及採集方法，以「辨

疑」、「正誤」考訂藥物品種真偽及糾正古代文獻中的謬誤，以「修治」說明炮炙方法，以「氣味」、「主治」、「發明」分析藥物的性味功用，「附方」輯錄古代醫家和民間流傳的方劑一萬一千零九十六則。全書系統地總結了明代以前的藥物學成就，為中外醫藥學界所推崇，現有多種外文譯本。

李時珍對脈學及奇經八脈也有研究，所著《瀕湖脈學》和《奇經八脈考》兩書均為後世醫家所重視。《瀕湖脈學》一卷，撰於 1564 年（嘉靖四十三年），取諸家脈學精華，參以個人心得，論述二十七脈，並編有七言歌訣，以便記誦，因易學易用，故流傳甚廣。另有《五臟圖論》、《三焦客難》、《命門考》等，但已失傳。今湖北蘄春有李時珍墓、牌坊、藥圃及紀念碑等。

第五節　明末清初醫家群像

一、李中梓：強調脾腎的作用

李中梓（1588 年—1655 年），明末清初醫家，字士材，號念莪，南匯（今屬上海）人。潛心醫學研究近五十年，臨證常有奇效。其學術觀點強調脾腎的作用和水火陰陽的升降，在醫療上注重脾腎。著有《內經知要》、《藥性解》、《醫宗必讀》、《刪補頤生微論》、《診家正眼》等，深入淺出，流傳頗廣，對醫藥普及起了一定作用。

　　《醫宗必讀》撰於 1637 年（崇禎十年），共十卷。卷一為醫論及圖說，卷二釋脈學和診法，卷三和卷四為本草徵要，以下各卷分述三十三個病症，主要為內科雜病，並附有醫案。文字通俗流暢，是中醫入門書籍。

　　《內經知要》是醫經著作，1642 年（崇禎十五年）刊，兩卷，選錄《黃帝內經》中的重要內容，分類註釋；並結合基礎理論和臨床經驗，加以闡述。

　　《診家正眼》是脈學著作，撰於 1642 年（崇禎十五年），清初與《病機沙篆》、《本草通玄》合刻，名為《士材三書》。內容分兩卷，卷一介紹脈學基礎理論及其臨床應用，卷二考核各家學說，末附〈脈法總論〉。

二、吳有性：首倡「癘氣」病因學說

　　吳有性（1587 年—1657 年），明末清初著名醫學家、中醫溫病學說的主要奠基者，字又可，號澹齋，吳縣（今江蘇蘇州）人。明末瘟疫流行，患者無數，死亡枕藉，一般醫生仍以傷寒舊法施治，多不見效。吳有性深感「守古法不合今病」，於是在總結前人經驗和自己實踐的基礎上，首倡「癘氣」說，認為瘟疫病因不同於以往所說的「時氣、伏邪」和「外感、傷寒」，而是一種不能察見、嗅聞和觸知的「癘氣」（戾氣），由口鼻傳入人體。著《溫疫論》，對瘟疫的傳變、治療等提出新的見解，自此瘟疫證治始有繩墨可守，對溫病學說的創立和發展貢獻頗大。在世界傳染病學史上，其「癘氣」說是很先進的。他又倡用「達原」、「三消」等療法。

《溫疫論》成書於 1642 年（崇禎十五年），是中國第一部論述溫疫（瘟疫）病治法的專著。吳有性考察當時溫疫流行的實際情況，發現病因、病機、傳變途徑等，均與傷寒之症有所不同，於是寫成此書，述其個人心得及平日所用的有效方法。共兩卷，有九十三論，詳敘溫疫病因、初起、傳變諸症及其治療方法；又首倡「癘氣」病因學說，認為溫疫是六淫之外的一種「癘氣」所感，所創「達原飲」等方亦很有效，對後世溫病學說的形成影響甚大。

三、傅山（青主）：女科、男科、幼科

傅山（1607 年－1684 年），明末清初文人、畫家、醫學家。字青竹，後改字青主，號嗇廬，陽曲（今山西太原）人。出身書香世家，學識淵博，明亡後絕意仕途，隱於醫、道。他精通脈理，且以儒家義理用於醫學研究。後世刊刻的傅氏醫書，有《傅青主女科》、《傅青主男科》、《傅氏幼科》等。

《傅青主女科》又名《女科》，是婦產科著作。傅山的著作多隱去自己的真名，後人把他有關女科病症的論述輯錄成書，於 1827 年（道光七年）刊行。共兩卷：上卷載有帶下、血崩、鬼胎、調經、種子五門，計三十八條；下卷收錄妊娠、小產、難產、正產、產後諸症五門，共三十九條。內容簡明扼要，理法嚴謹，處方藥味不多，精煉實用，以培補氣血與脾胃為主，受到後世婦產科醫家的推崇。

　　傅山談醫，論證不落古人窠臼，制方不失古人準繩，敢於創新而又嚴謹求實。他研習醫學並以之濟世救人，是出於對民間百姓疾苦的深切同情，是一種積極的抱負，為時人及後世所仰望。

四、喻昌：為醫生診療立法

　　喻昌（1585 年—約 1664 年），明末清初醫學家。字嘉言，晚號西昌老人，新建（今江西南昌）人。明亡後隱居讀書，研習醫學，治療貧病之人。精於內科學，曾以舒氣法為錢謙益治癒驚風病，以激怒法治癒一女子的悶痘病，並通過觀察血液顏色，救了一名被誤認已死去的婦人。

　　《醫門法律》是喻昌的代表作，撰於 1658 年（順治十五年），共六卷，分門別類地對風、寒、暑、濕、燥、火及雜證加以論述。旨在闡明辨證論治的法則及其臨床應用，即所謂「法」；並分析、判斷在辨證治療上易犯的錯誤，明確提示禁例，即所謂「律」，故以「法律」作為書名。內容較詳於方治，選方大多切於實用。

　　喻昌的其他著作，有《生民切要》、《傷寒抉疑》、《喻選古方》等。門徒甚眾，多能繼承及闡揚其學術經驗，以徐忠可、程林最為著名，《寓意草》是喻昌與門人議病、用藥的學術總結，成書於 1643 年（崇禎十六年）。此書以筆記體裁撰寫，一卷，記醫論、醫案六十餘則，喻昌在醫案中闡明審證用藥之理，對讀者頗有啟發。

五、張璐：為後世治療雜病者所宗

　　張璐（1617 年—1699 年），清初著名醫學家，字路玉，晚號石頑老人，長洲（今江蘇蘇州）人。他因明末戰亂而棄儒習醫，臨證著述，尤精傷寒，撰《傷寒纘論》及《傷寒緒論》。其《診宗三昧》為脈理專書，頗有見地；《本經逢原》闡發藥物理論，多述臨證心得，頗切實用，在藥物鑑別上有較顯著的成就。晚年著《張氏醫通》，為後世治療雜病者所宗。在醫學流派中，屬溫補一派。

　　《張氏醫通》撰於 1695 年（康熙三十年），共十六卷，前十二卷論病，以內科雜病證治為主，兼及五官、瘡瘍、婦人、嬰兒各科；後四卷載方，分為九十四門，所附醫案，是作者數十年臨床經驗的結晶，多屬急、危、重症的驗案，可供臨床參考。

▼ 年表 ▼　清朝前期至中葉事項

清朝（1644 年至 1912 年）前期至中葉
● 1648 年（順治五年），喻昌著《尚論篇》。
● 1658 年（順治十五年），喻昌著《醫門法律》。
● 1669 年（康熙八年），柯琴著《傷寒論注》。
● 1670 年（康熙九年），張志聰著《黃帝內經素問靈樞集注》。
● 1682 年（康熙二十一年），汪昂著《醫方集解》。
● 1695 年（康熙三十四年），張璐著《張氏醫通》。
● 1697 年（康熙三十六年），王宏翰著《古今醫史》。
● 1715 年（康熙五十四年），亟齋居士著《達生篇》。

（續上表）

清朝（1644 年至 1912 年）前期至中葉

- 1726 年（雍正四年），清政府編成大型類書《古今圖書集成‧醫部全錄》。
- 1729 年（雍正七年），尤怡著《金匱要略心典》、《傷寒貫珠集》。
- 1740 年（乾隆五年），王惟德著《外科證治全生集》。
- 1742 年（乾隆七年），吳謙等編著《醫宗金鑑》刊行。
- 1746 年（乾隆十一年），葉桂約於此時著《溫熱論》。
- 1750 年（乾隆十五年），陳復正著《幼幼集成》。
- 1760 年（乾路二十五年），顧世澄著《瘍醫大全》。
- 1761 年（乾隆二十六年），吳儀洛著《成方切用》。
- 1764 年（乾隆二十九年），葉桂著、門人編輯《臨證指南醫案》刊行。
- 1765 年（乾隆三十年），趙學敏著《本草綱目拾遺》。
- 1770 年（乾隆三十五年），魏之琇著《續名醫類案》。
- 1773 年（乾隆三十八年），曹廷棟著《老老恒言》。
- 1772 年至 1781 年（乾隆三十七年至四十六年），清政府編輯大型叢書《四庫全書》，收入歷代醫書百餘種。
- 1774 年（乾隆三十九年），沈金鰲著《幼科釋迷》。

第六節　明清外科三大學派

一、陳實功及其學派

陳實功（1555 年—1636 年），明代著名外科學家，字毓仁，號若虛，崇川（今江蘇南通）人。年輕時即開始學習外科，行醫四十餘年，對外科諸症的治療頗多創見，尤擅治療膿腫等病。他主張內外科相結合，著有《外科正宗》，分門別類記述多科疾患，流傳甚廣。以

他為代表的陳實功學派，是明清外科三大學派之一。

《外科正宗》成書於 1617 年（萬曆四十五年），共四卷；另有十二卷本，內容相同。先論病源、診斷和治療等，再述證候、病理、治法、方藥、針灸、急救、驗案及藥物煉製諸法，計一百五十七篇，並附症狀繪圖和方藥歌訣。書中首倡使用茴香散局部麻醉，再用銅筋絲線圈套摘除鼻息肉的治法；並最早對頸部惡性腫瘤（包括原發與轉移），作出詳細記載。

此書是陳實功對醫學理論和診治經驗的總結，綜合了明代以前的外科學成就，又重視外治和手術，附有作者驗案，內容比較詳明，是研究中醫外科理論和從事外科臨床的重要參考文獻。

以陳實功及其《外科正宗》為代表的陳實功學派，注重中醫外科學的基本理論和醫療技術，臨證以臟腑經絡為其辨證綱領，治療則內外並重，內治善用消托補，外治重視外科手術。清代祁坤（廣生）及其《外科大成》，亦是此學派的代表之一。

《外科大成》四卷，1665 年（康熙四年）刊，論述外科證治要點和常用方劑，對癰疽的原委、症候、診法、經絡、治法等，作了全面的介紹。書中詳載多種外科疾病的辨證論治，對外科學術的發展有一定影響。

二、王維德（洪緒）及其學派

王維德（1669 年—1749 年），清代著名外科醫家，字洪緒，號林屋先生、林屋山人，又號定定子，吳縣

（今江蘇蘇州）人。通內、外、婦、兒各科，尤擅長診治外科疾患。晚年撰成《外科證治全生集》，自謂數十年診治無一失誤，因以為名，是近代外科學中流傳較廣的一種著作。不少醫者宗其學說，世稱之為「全生派」。

《外科證治全生集》又名《外科全生集》，1740 年（乾隆五年）刊。四卷，主要依靠家傳四代外科經驗寫成。書中把外科病證分為陰陽兩類，創用滋陰散寒、陽和解凝等治療原則，為疽證的治療開闢了新途徑。王維德反對用刀針和腐蝕藥治療癰腫等外科疾患，遭一些醫家批評。

王洪緒學派是明清外科三大學派之一，繼承了明代張介賓《景岳全書》〈外科鈐〉的學術思想，以清代王維德及其《外科證治全生集》為代表，強調外證陰陽辨證，主張治療以消為貴、以托為畏，反對濫用刀針，而以溫通法為主要大法。清代宗王洪緒學派的醫家，有許克昌、畢法、鄒五峯等。

三、高秉鈞及其學派

高秉鈞（十八至十九世紀），字錦庭，江蘇無錫人。由儒而醫，精內、外科，業瘍科三十餘年，循內科之理以治瘡瘍，強調辨證論治，著《謙益齋外科醫案》及《瘍科心得集》等。他不反對手術方法，為中醫外科學的發展作出了貢獻。

高秉鈞認為「外病與內證，異流而同源」，得其本，則宜涼宜溫，宜攻宜補，用藥庶無差誤。他對瘍科

病機的闡發、症狀的描述及處方用藥等，明顯是受到溫病學派的影響，所以亦被稱為溫病派。

《瘍科心得集》撰於 1805 年（嘉慶十年），包括《瘍科臨證心得集》三卷及《瘍科心得集方匯》一卷，主要根據作者的外科臨床經驗寫成，共列辨癰疽、瘡瘍、瘰癧、癬疥等凡一百零四論，編次以人身上、中、下部位為序。書末另附《家用膏丹丸散方》一卷。

高秉鈞學派是明清外科三大學派之一（表 9）。他認為溫病與外科病在病因、病機、治法方面，有許多一致的地方，故此立論以鑑別診斷為主，應用了不少治溫病的方劑來治療外科病，並且獲得明顯療效。沙石庵及其《瘍科補苴》，是高秉鈞學派的後起之秀。

表 9　明清外科三大學派

醫家名稱	心得和著作	貢獻和影響
陳實功，1555 年—1636 年	主張內外科相結合，著《外科正宗》	陳實功學派
王維德（洪緒）1669 年—1749 年	將外科病證分為陰陽兩類，著《外科證治全生集》	王洪緒學派、全生派
高秉鈞，十八至十九世紀	循內科之理以治瘡瘍，著《瘍科心得集》	高秉鈞學派、溫病派

第七節　清代著名醫家群像

一、葉桂（天士）：溫病學的奠基者之一

葉桂（1667 年—1746 年），清代著名醫學家。字

天士，號香巖，吳縣（今江蘇蘇州）人。出身世醫之家，繼承家業，好學善問，三十歲時醫名已大噪於江南。他擅長治時疫和痧痘之症，在溫病（中醫指急性發熱性疾病）學上有傑出的成就，首倡溫病的衛、氣、營、血的辨證，對溫病的傳染途徑、致病原因、治療方法等，都有獨到的論述，例如提出溫病先犯肺、後犯心的說法，發展了溫病學說，成為中醫溫病學的奠基者之一。

葉桂治內科雜症，師古而不泥古，處方精簡，又能博採民間的單驗方，畢生忙於診務，著述很少。現存《溫熱論》、《臨證指南醫案》、《葉案存真》、《未刻本葉氏醫案》等多種，都是由他的門人弟子整理編寫而成。

《溫熱論》一卷，由葉桂講授，門人顧景文、華岫雲等整理成書，約撰於 1746 年（乾隆十一年）。對溫熱病的病因、傳變、辨證、治療作了系統而概括的論述，實用價值亦高，是中國溫熱病學的奠基著作。此書因篇幅較少，多附刊於其他醫書。

二、吳謙：主持官修醫書

吳謙（1689 年—1759 年），清代醫學家，字六吉，安徽歙縣人。供奉內廷，官太醫院判。1739 年（乾隆四年），奉敕與劉裕鐸任總修官編醫書，召集全國名醫編纂，於 1742 年（乾隆七年）輯成《醫宗金鑑》，是清代一大綜合性醫學叢書，內容較為簡要，在當時用作

太醫院教材。其中《訂正傷寒論注》、《訂正金匱要略注》兩種為吳謙自撰。吳謙與喻昌、張璐齊名，號稱「清初三大家」。

《醫宗金鑑》共十五種，計有《訂正仲景全書傷寒論注》、《訂正金匱要略注》、《刪補名醫方論》、《四診心法要訣》、《運氣要訣》、《傷寒心法要訣》、《雜病心法要訣》、《婦科心法要訣》、《幼科心法要訣》、《痘疹心法要訣》、《種痘心法要旨》、《外科心法要訣》、《眼科心法要訣》、《刺灸心法要訣》、《正骨心法要旨》，內容包括醫學理論、診斷、各科證治、方劑、針灸與運氣等，凡九十卷。取材適當，條理清楚，文字通俗，並有插圖，流傳甚為廣泛，在普及醫學和治療應用兩方面都有貢獻。

三、徐大椿（靈胎）：醫學評論家

徐大椿（1693 年—1771 年），清代著名醫學家，原名大業，字靈胎，晚號洄溪老人。江蘇吳江人，出身書香世家，二十歲中秀才，但厭惡科舉考試，鑽研經學，通曉天文、地理、軍事、武技之學，而尤精於醫學。其《醫學源流論》認為醫學要從源到流，「上追靈素根源，下治漢唐支派」，具啟發性。他亦敢於批評前人得失，後人尊為清代醫學評論家。又以民間醫家自居，去世前自作墓前對聯云：「滿山芳草仙人藥，一徑青松處士墳。」

徐大椿學醫，始自家人多病，他與諸醫討論，由

是而通醫理，繼而習讀家藏醫籍十餘種，久而通其大義，然與時醫論質，竟無有對者。從而窮究醫術源流，自《黃帝內經》以至元明諸書，廣求博採，著《難經經釋》，強調學醫必先明經脈臟腑等基礎理論；又撰《神農本草經百種錄》，指出行醫當明藥性之真。此外，還有《傷寒類方》、《蘭台軌範》、《醫貫砭》等。

徐大椿曾兩次蒙天子徵召入京，醫名遠播，但他本人不求榮貴，而以行醫道、隱幽境為樂。清代著名文人袁枚謂徐大椿用藥「如周亞夫軍從天而下」，以此喻其醫術精良。蓋西漢名將周亞夫以軍紀嚴整、揮兵勇猛，如自天降而聞名於世。

《醫學源流論》二卷，撰於 1757 年（乾隆二十二年），上卷為經絡臟腑、脈、病、方藥，下卷為治法、書論、古今，共收評論文章九十九篇。所述道理較深湛，對時弊針砭尤多，發前人之所未發，然而當中亦不免有一些崇古、保守的觀點。

四、趙學敏：撰《本草綱目拾遺》

趙學敏（約 1719 年—1805 年），清代著名醫藥學家，字恕軒，號依吉，錢塘（今浙江杭州）人。他對中草藥進行了廣泛調查研究，收集《本草綱目》中未載的新藥七百多種，又將搜得的多種良方加以整理，編撰而成《本草綱目拾遺》，是繼《本草綱目》之後對藥物學的又一次總結。另又匯集鈴醫趙柏雲的醫療經驗，編為《串雅內篇》和《串雅外篇》兩書傳世。然所撰《本草

話》、《醫林集腋》、《奇藥備考》、《攝生閒覽》等，均已亡佚。

《本草綱目拾遺》成書於 1765 年（乾隆三十年），共十卷，編為十八大類，共載藥物九百二十一種，當中有七百一十六種為《本草綱目》所未備，其餘則是對《本草綱目》所記藥物形態、主治等不夠詳盡之處的補充，或糾正同名異物、同物異名的訛誤。內容翔實，尤其是藥物的產地、形狀、效用、鑑別等，頗具參考價值，備受注重。書中還收集了許多民間驗方和治法，以及當時傳入的西洋醫藥史料，是繼《本草綱目》之後又一部重要的藥物學專著。

五、吳尚先：創立系統的外治法

吳尚先（約約 1806 年—1886 年），清代醫學家，原名安業，又名樽，字師機。錢塘（今浙江杭州）人，出身世醫之家，曾在江蘇揚州居住，後因太平天國戰亂，遷居山東泰安。他見由於藥源缺乏，有方無藥，以致病人坐以待斃；並發現患者之中，有不肯服藥的人，又有不宜服藥之症，因此專心研究各科疾病的外治方法。以二十年時間，參考了古典醫籍中的記載和民間流傳的經驗，創立一套較有系統而又行之有效的外治法，包括藥帖（膏藥）、溫熱、水療、蠟療等。著有《外治醫說》，認為外治可與內治並行；後取日華子「醫者理也，藥者淪也」之義，此書又以駢體文寫成，因而改名為《理瀹駢文》。

《理瀹駢文》於 1864 年（同治三年）刊行，不分卷，介紹以膏藥（薄貼）為主的各種外治法，對傷寒、中風、痹症等病症的外治方法都有所闡述。書末附錄常用外治膏藥方及其配製法，並有《治心病方》一文。

六、王清任：繪畫人體內臟圖形

王清任（1768 年—1831 年），清代著名醫學家，一名全任，字勳臣，直隸玉田（今河北玉田）人。早年鑽研醫學，後久居北京行醫，開設「知一堂」藥舖，名噪京師。他主張業醫診病，必先明人體解剖，為此而考究歷代有關臟腑的記述，發現謬誤甚多，決心觀察實物，予以更正。

1797（嘉慶二年），王清任行醫路經河北灤洲稻地鎮時，適逢瘟疫流行，死者頗多，於是前赴義塚墓地，詳細檢查屍體內臟。並多次親臨刑場，察看屍體臟腑結構。王清任又遍訪有識之士，歷時四十二年，繪成人體內臟圖形，連同醫學論述，而成《醫林改錯》，於 1830 年（道光十年）刻版刊行，糾正了醫家對人體內臟結構及其功能的若干錯誤認識。他敢於創新而又務實的精神，為醫學界作出了貢獻。

《醫林改錯》兩卷：上卷以論臟腑為主，所繪改正臟腑圖及對人體臟腑的見解，糾正了前人在有關方面的若干錯誤，但當中也有一些不夠恰當之處；下卷以論半身不遂證治為主，對病因、病機、現證和治療方藥都予以探討，並載有二十八個自訂方劑，大多確具良效，活

血化瘀諸方，至今仍為臨床沿用。書中關於「腦主思維」的論述，糾正傳統以來「心主思維」的錯誤觀點，對後世醫學影響頗大。

七、陳定泰：繼王清任之志趣

陳定泰（十九世紀），字弼臣，號碧雲真人，新會（今廣東江門市）人。出身中醫世家，自幼好學，弱冠後留意醫學，得見王清任《醫林改錯》，乃慨然有探訪真經絡之志。造訪外國醫生，得閱人體解剖之書，及西醫臟腑圖譜模型，並觀摩西醫手術，採用「合璧式」中西匯通研究方法，在《醫林改錯》的基礎上，編纂《醫談傳真》四卷，以補王清任書之不足，1844年（道光二十四年）成書。提出「九臟九竅、二經二絡」之說，力圖從臟腑、經絡等方面融匯貫通中西的解剖和生理等理論，並有古傳臟腑全圖、王清任考真臟腑圖、西醫解剖圖及他自己考真訂正的臟腑全圖三十多幅，是插圖較多的一種中醫書籍。不過他所創立的學說有一定的局限性，言論亦多偏失。

陳定泰之孫陳珍閣受其祖影響，亦矢志於中西醫匯通之研究，赴南洋學習西醫，後來繪製解剖圖譜《醫綱總樞》。書中關於臟腑形態結構多採西說，功能則取中醫定論，至於中西醫觀點對立不能圓通者，則各述其理。

八、王泰林：擅長證治肝病

王泰林（1798 年—1862 年），清代醫家，字旭高，晚號退思居士，江蘇無錫人。先以瘍科聞名，其後專攻內科，對於肝病的證治，尤所擅長。著有《西溪書屋夜話錄》，後世將此書與其他作品合刊為《王旭高醫書六種》。另有《環溪草堂醫案》等。

九、陸以湉：一生以教育為業

陸以湉（1802 年—1865 年），清代醫家，字敬安，號定圃，浙江桐鄉人。醫學造詣甚深，對於醫學理論，每具真知灼見。他的代表作是《冷廬醫話》，頗有歷史價值；另有《冷廬雜識》、《再續名醫類案》等，

《冷廬醫話》，1858 年（咸豐八年）刊，共五卷，內容涉及醫理、醫學源流、各家學說和臨證經驗，文筆生動流暢，多有見地，是醫話著作中的名著。

Ⅲ　　　　第八節　清代大型醫學叢書　　　　Ⅲ

一、《四庫全書‧醫家類》

中國醫學源遠流長，自秦以降，歷來醫籍雖得刻意保存，然散佚者亦頗多。唐宋兩代醫學著作，幾經戰火動亂，至明初多已一冊難求，幸而部分尚可見於《永樂大典》載錄。清代乾隆年間開四庫全書館，以紀昀為總纂官，其時仍可得睹全套《永樂大典》，四庫館臣從《永樂大典》輯出之書，達三百八十五種，約佔《四庫全

書》十分之一，保存古代典籍之功甚巨。其中有唐宋醫籍十六種，計共五十七卷，而所得以保存者，又均具有相當的文獻價值及應用功效（表 10）。

十六種書之中，以兒科著作《顱顖經》最古；而為人所熟知的，則是北宋蘇軾、沈括的《蘇沈良方》。此外，還有宋代《衛濟寶書》、《產育寶慶方》、《集驗背疽方》等。兒科、婦科、醫方俱備，都是唐宋醫學史上不可多得的著作，輯入《四庫全書》之中，保存之功非出於紀昀一人之手，紀昀自云「不知醫」，然而其重醫德、明醫訓、闡明醫理之識見，實為指導思想及輯錄標準。

紀昀總纂的《四庫全書總目》，子部之中，於論述儒、兵、法三家之後，次以農家，又認為「本草、經方、技術之事也，而生死繫焉。神農、黃帝以聖人為天子，尚親治之，故次以醫家。」醫家第五乃目錄學上的突破，由是醫學地位得以提高。紀昀重視醫書，正是這種觀念的體現。

紀昀（1724 年—1805 年），字曉嵐，一字春帆，清代河北獻縣人。他學識淵博，貫通群經，旁及百家，兼治小學。《四庫全書》是清朝政府組織編輯的大型全書，成書於 1782 年（乾隆四十七年）。當中輯集了從春秋戰國至明清時期的歷代醫家著作九十七種。《四庫全書總目提要》及《四庫全書簡明目錄》均予介紹。在中國歷史乃至世界史上，《四庫全書》堪稱一項巨大的系統工程。

表 10 輯自《永樂大典》的唐宋醫籍

書名及著者	《四庫全書簡明目錄》的介紹
《顱顖經》二卷，不著撰人名氏	即宋志所謂《師巫顱顖經》也。皆療治小兒之法。
《博濟方》五卷，宋王袞撰	今所存者，三百五十餘方而已。其方多他書所不載，頗好奇異，然晁公武《讀書志》謂其用之無不效。
《蘇沈良方》八卷，宋沈括撰	後人又以蘇軾之說附之。括尤能究藥性，故其方試之多有驗。
《腳氣治法總要》二卷，宋董汲撰	上卷論腳氣證治之異，下卷凡四十六方。
《旅舍備要方》一卷，宋董汲撰	皆猝病救急之方，其中有用之則效，而其藥不可理解者，所謂專門禁方是也。惟小兒一門，多用金石之藥，似不可以概施。
《傷寒微旨》二卷，宋韓祗和撰	凡十五篇。大抵推闡張機之意，而隨時隨證，又為變通於其間。
《全生指迷方》四卷，宋王貺撰	凡二十一門。雖以方名，實則每證之前，皆詳述病狀，以推究病源，於脈法言之尤詳，非諸家方書，但註某方主治某病者也。
《衛生十全方》三卷、《奇疾方》一卷，宋夏德撰	《十全方》皆出舊傳。《奇疾方》三十八，則出德自造。其證皆世所罕見，然天地之大，何所不有，亦未可遽斥為無用也。
《衛濟寶書》二卷，題東軒居士撰，不著名氏	所載皆癰疽之方。卷首論治諸條，設為問答，剖析入微。其後臚列諸方，附以圖說，亦辯證頗詳。
《太醫局程文》九卷，不著編輯者名氏	皆南宗考試醫學之文。凡墨義九道、脈義六道、大義三十七道、論方八道，假令十八道、運氣九道；蓋當時命題，分此六格也。

（續上表）

書名及著者	《四庫全書簡明目錄》的介紹
《產育寶慶方》二卷，不著撰人名氏	凡二十一篇。初但有論而無方，郭稽中始以方附之，杜芘又增以陳言三因方所評，趙瑩又增以楊子建七說，冀致君又增以雜病方論及陰陽避忌之類。蓋成於眾人之手，而書名則未改其舊也。
《集驗背疽方》一卷，宋李迅撰	所集背疽諸方，皆系以論說，凡證候之虛實，治療之緩急，一一剖析分明。
《濟生方》八卷，宋嚴用和撰	其持論小心畏慎，不敢輕攻，併不敢輕補。雖不善學之，或致以模棱貽誤，而用意謹嚴，可以與張從正、劉完素書，互相調劑也。
《產寶諸方》一卷，不著撰人名氏	書錄解題載之，亦不云誰作。其書於保產諸法，頗賅備。惟用藥稍為峻利，蓋和濟局方之支派也。
《急救仙方》六卷，不著撰人名氏	所載皆瘍醫之術，而於背瘡、疔瘡、目疾、痔漏四症，所論尤詳。

二、陳念祖（修園）：醫書七十二種

　　陳念祖（1753 年—1823 年），清代著名醫學家，字修園，又字良有，號慎修，福建長樂（今福建長樂）人。他對醫學教育和知識普及貢獻甚大，著述很多，有《神農本草經讀》、《醫學三字經》、《時方妙用》等二十餘種，用通俗易懂的文字來闡釋古奧艱深的中醫醫理，後人輯為《南雅堂醫書全集》，又名《陳修園醫書十六種》。他的著作在琉球、越南等國也有一定影響。

在陳念祖著作的基礎上，進一步增輯而成《陳修園醫書七十二種》，主要是清代著作，實際上是五十一種。約於 1820 年（嘉慶二十五年）成書，在光緒年間刊行。

Ⅲ　　　第九節　明清時期的養生之道　　　Ⅲ

明代的養生著作，多以匯集前人的養生法則、重新加以編纂為主。高濂的《遵生八箋》，將萬曆以前的養生成就分為八個類別：一、清修妙論；二、四時調攝；三、起居安樂；四、延年卻病；五、燕閑清賞；六、飲饌服食；七、靈秘丹藥；八、塵外遐舉。其書的特色，在於以培養德行作為養生第一要義，同時又着眼於鑑賞書畫、詮評花木盆景，以及「節嗜欲、慎起居、遠禍福、得安樂」，擴展了養生之道的實際領域。

明代龍遵敘的《食色紳言》，是一部專門討論飲食、色欲與養生關係的專著。龔廷賢的《壽世保元》，將宮廷醫籍中有關養生的內容收集起來，匯為一冊，於老人調養方面，很有參考價值。胡文煥的《類修要訣》，廣修前人的養生詩歌和格言。明代的養生著作，還有冷謙的《修齡要旨》、萬全的《養生四要》、王文祿的《醫先》等。

清代的養生著作，主要有尤乘的《勿藥須知》、汪昂的《勿藥元銓》、曹庭棟的《老老恒言》等。後者以

隨筆形式記述老人養生之道，切實易行，例如〈晨興〉篇談曬太陽：「清晨略進飲食後，如值日晴風定，就南窗下，背日光而坐，列子所謂負日之暄也。」負日之暄，意思就是背對太陽接受溫暖，「脊梁得有微暖，能使適體和暢。日為太陽之精，其光壯人陽氣，極為補益。」但要注意，「過午陰氣漸長，日光減暖，久坐非宜。」此外，還有專篇談論散步、夜坐、安寢諸法。

　　總的來說，中國醫學到了明清時期，由繁榮而趨於穩定，歷來的養生經驗已得到廣泛的積累，要有新的突破並不容易。因而這一時期的養生著作，大多是匯集前人的養生法則和重新加以纂輯。清代中葉以後，社會經濟逐漸衰落，在西方文化尤其是西醫的衝擊下，中醫出現轉型現象，影響所及，中西醫結合也反映於養生學方面。例如鄭觀應的《中外衛生要旨》，既論述中國古代養生，同時介紹國外有益健身的方法，養生之道和衛生知識兼備。

傷寒論 全

清光樓梓

和訓傷寒論序

瓊者仁術也生夫容易哉
明醫術者求諸技人無...
夫療病救民之猶治國利...
物至錢石灸火所施高業
劑和淂宜句非研精焦思

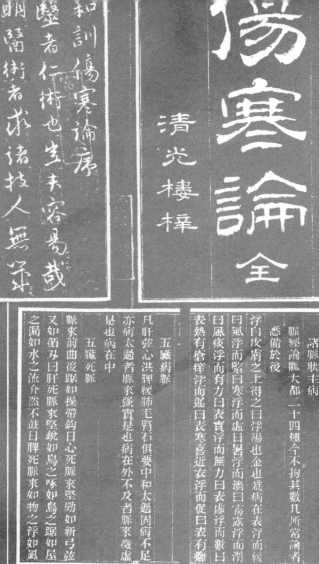

浮自皮膚之上得之曰浮陽也金也為病在表浮而緩
曰虛浮而緊曰寒浮而虛曰暑浮而濡曰亡曷浮而消
曰風痰浮而有力曰表實浮而無力曰表虛浮而數曰
表然有瘡痒浮而遲曰表寒喜近衣浮而促曰表有瘡

諸脈狀主病
脈經論脈大都二十四種今不拘其數凡所常論者
悉備於後

吹毛曰肺死脈來發如解索辟辟如彈石曰腎死凡此

五臟病脈
脈來前曲後踞如操帶鉤曰心死脈來堅勁如新弓弦
又如循刃曰肝死脈來堅銳如啄如鳥之喙如屋
之漏如水之流介然不敤曰脾死脈來如物之浮如風

五臟死脈
是也病在中

凡肝弦心洪脾緩肺毛腎石俱要中和太過固病不足
亦病太過者脈來強實是也病在外不及者脈來微虛

補注黃帝內經素問卷第一

黃帝內經

第九章

近代以來：中醫的轉型和復興

　　十九世紀開始，中國面臨內憂外患的困擾，國計民生蹙促，1840 年中英鴉片戰爭後，國門大開，遂有百餘年的巨變。其間中醫業界受到極大衝擊，醫家或倡中西醫匯通，或致力於中醫轉型，民國時期更有廢中醫之舉，幸得醫學界奔走努力，漸見成效。中華人民共和國成立以來，中醫重新得到肯定，迅速恢復發展，近四十年來的成就尤為可觀。

　　在香港、澳門，以及台灣地區和海外華人社區，中醫亦較以前有更大空間，備受重視。香港浸會大學、香港中文大學、香港大學均設有中醫藥學院或相關課程；中醫醫院在香港成立，亦指日可待。醫藥因地域而有異同，其醫人濟世之道則一也。中醫與西醫並舉，可以為全人類締造更大的福祉。

▼ 年表 ▼　近代時期事項

清朝後期

- 1792 年至 1801 年（乾隆五十七年至嘉慶六年），唐大烈主編《吳醫匯講》刊行，每年一卷，共十一卷，是中國最早具有醫學刊物性質的著作。

- 1798 年（嘉慶三年），吳瑭著《溫病條辨》。

- 1804 年（嘉慶九年），陳念祖著《醫學三字經》。

- 1805 年（嘉慶十年），高秉鈞著《瘍科心得集》。

- 1820 年（嘉慶二十五年），英國傳教士馬禮遜（Robert Morrison）與東印度公司外科醫生李文斯敦（J.Livingstone）在澳門創辦診所。

- 1822 年（道光二年），清政府下令在太醫院內永遠廢止針灸科。

- 1827 年（道光七年），英國東印度公司傳教醫生郭雷樞（Thomas R. Colledge）在澳門開設診所，翌年擴大為眼科醫院。

- 1830 年（道光十年），王清任著《醫林改錯》。

- 1834 年（道光十四年），美國公理會海外傳教會派傳教醫生伯駕（Peter Parker）到廣州，翌年開辦「眼科醫局」。

- 1838 年（道光十八年），伯駕、郭雪樞等在廣州成立「醫藥傳道會」，訓練來華教會人員。

- 1839 年（道光十九年），鄭宏綱著《重樓玉鑰》刊行。

- 1840 年（道光二十年），江考卿著《江氏傷科方書》；藏醫重要的本草學著作《晶珠本草》編成。

- 1842 年（道光二十二年），美國公理會傳教士醫生伯駕在廣州「眼科醫局」的舊址重建「眼科醫院」，成為近代中國第一間教會醫院。

- 1843 年（道光二十三年），英國倫敦會派傳教醫生魏林（W. Lockhart）到上海傳教，並建立醫院。

- 1844 年（道光二十四年），中美簽訂《望夏條約》，規定美國人可以在通商口岸設醫館及禮拜堂等；陳定泰著《醫談傳真》刊行。

- 1846 年（道光二十六年），鮑相璈編《驗方新編》。

（續上表）

清朝後期

- 1848 年（道光二十八年），吳其濬著《植物名實圖考》及《植物名實圖考長編》刊行；趙寅谷著《本草求原》刊行；英人合信（B. Hobson）在廣州創辦金利埠醫院。

- 1850 年（道光三十年），呂震名著《傷寒尋源》；文晟著《慈幼便覽》刊行；合信著《全體新論》出版。

- 1851 年（咸豐元年），曹禾著《醫學讀書志》。

- 1851 年至 1864 年（太平天國期間），太平天國興辦醫院、療養院，實行公醫制度。

- 1852 年（咸豐二年），王士雄著《溫熱經緯》、《王氏醫案》；趙廷海著《救傷秘旨》刊行。

- 1855 年（咸豐五年），合信、管茂材合作編譯的《內科新說》刊行，此書下卷題為「東西本草錄要」，專論中西藥物。

- 1858 年（咸豐八年），陸以湉著《冷廬醫話》。

- 1860 年（咸豐十年），黃寬成功進行了中國最早的一次碎胎手術；蘇州雷允上藥舖在上海開設分店。

- 1861 年（咸豐十一年），陳國篤著《眼科六要》；王士雄著《隨息居飲食譜》刊行；英國醫生洛克哈特（W. Lockhort）在北京開設診所，翌年建立「雙旗桿醫院」（1906 年與另外幾所醫院合併為協和醫院）。

- 1863 年（同治二年），費伯雄著《醫醇勝義》刊行；屠道和著《本草匯纂》。

- 1864 年（同治三年），吳尚先著《理瀹駢文》。

- 1865 年（同治四年），費伯雄著《醫方論》；潘名熊著《評琴書屋醫略》。

- 1866 年（同治五年），美國教會醫生嘉約翰（John Glasgow Kerr）在廣州創建「博濟醫院」（後來改為博濟醫學校）。

- 1870 年（同治九年），廣州博濟醫院出版嘉約翰與何瞭然合譯的《化學初階》。

- 1874 年（同治十三年），夏春農著《疫喉淺論》；廖潤鴻著《針灸集成》。

- 1875 年（光緒元年），沈靈犀著《虛勞要衝》、《中風簡要》刊行；廣州岐生堂開業；武昌鄭大有參燕店開業。（該店於 1891 年開始兼營西藥，1911 年改營西藥。）

（續上表）

清朝後期

- 1877 年（光緒三年），潘霞著《女科要略》；據本年統計，外國教會在華設立的醫院共十六間、診所二十六間。

- 1878 年（光緒四年），杭州胡慶餘堂開業；中國第一位出國學醫的醫學博士黃寬逝世。

- 1880 年（光緒六年），中國國內最早的西醫刊物《西醫新報》在廣州發行，由廣州博濟局主辦；美國聖公會在上海設立聖約翰大學醫科。

- 1881 年（光緒七年），李鴻章在天津創辦天津醫學堂，是中國自辦的第一所醫學校。

- 1882 年（光緒八年），雷豐著《時病論》；李紀方著《白喉全生集》；漢口蔡同德中藥店遷上海營業；旅美歸僑羅開泰在廣州開設泰安大藥房，經營西藥並製售家用成藥，是國人開設的第一家西藥房。

- 1884 年（光緒十年），唐宗海著《血證論》；蘇格蘭安立甘會在杭州創辦廣濟醫學專門學校。

- 1885 年（光緒十一年），陳虯在浙江瑞安創辦「利濟醫學堂」，是中國近代早期較有影響力的中醫學校。

- 1886 年（光緒十二年），何守愚著《廣嗣金丹》刊行；尹端模在廣州創辦《醫學報》，是中國自辦的第一種西醫期刊；英美醫生組織的中國醫藥傳道會成立。

- 1887 年（光緒十三年），英人傅蘭雅（John Fryer）與趙元益合譯《西藥大成》。

- 1888 年（光緒十四年），原上海大英醫院職員顧松泉集資開設中西大藥房，是國人在上海自辦西藥房之始。

- 1889 年（光緒十五年），張振鋆著《釐正按摩要術》、《痧喉正義》。

- 1890 年（光緒十六年），上海黃楚九將自設的頤壽堂診所遷到法租界，改名中法藥房，除製售中成藥外，兼售西藥。

- 1891 年至 1911 年（光緒十七年至宣統三年），周學海編著《周氏醫學叢書》刊行。

- 1892 年（光緒十八年），馬文植著《外科傳薪集》；朱沛文著《華洋臟象約纂》；唐宗海著《中西匯通醫經精義》。

（續上表）

清朝後期

- 1893 年（光緒十九年），唐宗海著《本草問答》刊行；程康圃著《兒科秘要》刊行。

- 1894 年（光緒二十年），余景和著《外證醫案匯編》。

- 1895 年（光緒二十一年），鄭觀應著《中外衛生要旨》刊行。

- 1896 年（光緒二十二年），馬培之著《醫略存真》刊行；廣東佛山李眾勝堂開業，後在廣州、香港、上海設分店。

- 1897 年（光緒二十三年），陳葆善著《白喉條辨》；王泰林著《肝症論治》刊行。

- 1898 年（光緒二十四年），周學海著《讀醫隨筆》。

- 1899 年（光緒二十五年），鄭觀應著《備急驗方》刊行。

- 1900 年（光緒二十六年），柳寶詒著《溫熱逢源》刊行。

- 1901 年（光緒二十七年），鄭肖巖重訂《鼠疫約編》。

- 1902 年（光緒二十八年），袁世凱在天津創辦「北洋軍醫學校」（1909 年改為陸軍醫學校）。

- 1903 年（光緒二十九年），京師大學堂醫學實業館改建為醫學館。（1906 年改為京師專門醫學堂，是北京最早建立的近代公立醫院，治病兼用中西醫藥。）

- 1904 年（光緒三十年），周巖著《本草思辨錄》；柳寶詒選編《柳選四家醫案》刊行；周雪樵在上海創辦《醫學報》；中國紅十字會成立。

- 1906 年（光緒三十二年），清政府於民政部設衛生司，是中國政府設置衛生行政機構之始；「上海醫務總會」成立，是中國近代最早的中醫學術團體；英美五教會及倫敦醫學會在北京創辦協和醫學校。

- 1908 年（光緒三十四年），《紹興醫藥學報》創刊；重慶桐君閣開業；德人寶隆氏在上海創辦同濟醫工專門學校。

- 1909 年（宣統元年），丁福保編譯《新萬國藥方》出版；廣州紳商創辦廣東公立醫科專門學校（1926 年改為國立中山大學醫科）。

- 1910 年（宣統二年），黃楚九在上海創辦龍虎公司，是國人在上海創辦的首家藥廠，主要生產龍虎人丹，以抵制日本仁丹。（龍虎公司於 1912 年改組為中華製藥公司）

（續上表）

中華民國時期

- 1912 年，國立北京醫學專門學校成立（1924 年改為國立北京醫科大學校）；江蘇省立醫學專科學校在上海成立（1927年改隸國立第四中山大學）；神州醫藥總會在上海成立；廣州唐拾義藥廠開業。

- 1913 年，教育部公佈大學規程，醫科類分為醫學、藥學兩門，醫學有五十一科，藥學有五十二科，中醫藥學科均沒有列入。這成為近代中醫界首次抗爭請願活動的導火線。

- 1914 年，余巖著《靈素商兌》（1916 年刊行），否定中醫理論；陳邦賢發起組織「醫史研究會」；中華醫學會、中國護士學會成立；北洋政府主張廢止中醫，遭全國中醫藥界強烈反對，神州醫藥總會葉晉叔等代表十九省市「中醫救亡請願團」，向北洋政府教育部、國務院請願，要求將中醫加入學校系統；湖南育群學會與美國雅禮協會合辦湘雅醫學專門學校（1916 年設本科）。

- 1920 年，陳邦賢著《中國醫學史》由上海醫學書局印行，這是中國第一部有系統的醫學通史著作；據本年統計，全國教會醫院共有二百五十間。

- 1921 年，謝觀等編《中國醫學大辭典》；丁澤周、夏應堂等在上海創辦上海中醫學會。

- 1922 年，惲樹玨著《羣經見智錄》；北洋政府頒佈《醫士（中醫）管理暫時行規則》，遭受中醫界反對。

- 1923 年，趙熙著《針灸傳真》刊行；上海英租界強令中藥店辦理「違禁藥品」註冊，中藥界團結抗爭，拒不註冊，迫使英租界當局讓步。

- 1924 年，惲樹玨著《傷寒論研究》；盧乃潼在廣州創辦廣東中醫藥專門學校，該校早在 1913 年已發起籌辦，經省港中醫藥界的積極推進，終使教材、實習基地和各項設施齊備，成為中國近代史上歷時最長、影響最大的中醫學校。

- 1925 年，北洋政府公佈《醫士管理規則》，承認未經教育部立案的中醫學校的合法地位，後因北伐軍興，未能實施；中華教育改進社在太原開會，向教育部建議中醫學校加入學校系統，但遭政府拒絕；全國教育聯合會在長沙開會，亦有代表提出將中醫加入學校系統的議案，但也遭到教育部拒絕；上海醫師公會成立，這是民國時期歷次廢止中醫輿論和政治行動的策源地，主要成員有余雲岫、汪企張、龐京周等。

（續上表）

中華民國時期

- 1926 年，陳邦賢編著《中外醫事年表》刊行；《醫界春秋》創刊。

- 1927 年，曹炳章著《增訂偽藥條辨》；上海中國醫學院創立。

- 1928 年，余巖著《醫學革命論》初集出版；國民政府設衛生部專管全國衛生行政（1931 年改稱「衛生署」）；上海中醫界職業團體「上海特別市中醫協會」成立。

- 1929 年，國民政府第一次中央衛生委員會通過余雲岫等提出的「廢止舊醫以掃除醫事衛生之障礙案」，企圖消滅中醫；全國中醫界激烈反對，十五個省市的一百三十一個團體在上海召開全國醫藥團體代表大會，推選代表晉京請願，終使該案被迫取消；國民政府通令中醫學校一律改稱「中醫傳習所」，並不得立案（次年又改稱「中醫學社」）；衛生部下令將中醫醫院改稱「醫室」，並禁用西藥、西械；何廉臣著《全國名醫驗案類編》刊行；香港中華國醫學會成立。

- 1930 年，國民政府公佈《西醫條例》；全國醫藥團體總聯合會裘慶元、蔣文芳、湯士彥提案呈請國民政府設立國醫館，國民黨中央委員會譚延闓、焦易堂等七委員提出設立「中央國醫館」，獲得通過；《中華藥典》出版；承淡安著《中國針灸學》。

- 1931 年，中央國醫館成立；國民政府下令撤銷全國醫藥團體總聯合會；中國針灸學研究社成立。

- 1932 年，《國醫公報》創刊；《新醫藥刊》創刊；張驥補輯《雷公炮炙論》出版；蕭步丹著《嶺南采藥錄》刊行；趙燏黃著《中國新本草圖志》出版；王吉民、伍連德合著《中國醫史》（英文）出版，流傳歐美各國。

- 1933 年，阮其煜等編《本草經新注》；吳炳耀等著《針灸纂要》；《中央國醫館整理國醫藥學術標準大綱》公佈。

- 1934 年，趙燏黃、徐伯鋆編著《現代本草生藥學》出版；全國中醫藥界代表方富健、丁仲英等五十四人赴京請願，要求中西醫待遇平等，從速公佈中醫條例。

- 1935 年，謝觀著《中國醫學源流論》刊行；陳存仁主編《中國藥學大辭典》出版；裘慶元纂輯《珍本醫書集成》九十種出版。

（續上表）

中華民國時期
● 1936 年，國民政府頒佈「中醫條例」；曹炳章輯《中國醫學大成》；吳克潛編《古今醫方集成》；趙燏黃編著《祁州藥志》；伊博恩（B. E. Read）、劉汝強合編《本草新注》；顧渭川、朱松慶等在上海創辦新中國醫學院及新中國醫學院研究院。
● 1937 年，國民政府衛生署中醫委員會正式成立；蔡陸仙等編《中國醫藥匯海》；趙燏黃著《華北藥材實地之觀察》；陳邦賢著《中國醫學史》（修訂版）出版；《國醫砥柱》在北平（今北京）創刊。
● 1937 年至 1946 年，抗日戰爭爆發後，大後方多次流行霍亂，死亡人數達十萬以上。
● 1938 年，國民政府教育部在重慶頒佈「中醫學校通則」；中華醫學會醫史博物館在上海成立，這是中國歷史上第一間醫史專業博物館；周禹錫編《中國醫學約編十種》；楊叔澄編《中國製藥學》；陳伯壇著《讀過金匱要略》刊行。
● 1940 年，八路軍衛生學校遷到延安，改組為中國醫科大學；李濤著《醫學史綱》出版。
● 1942 年，胡真著《山草藥指南》刊行。
● 1945 年，侵華日軍銷毀在東北的細菌製造所，引起鼠疫流行；經利彬等編《滇南本草圖譜》（第 1 集）出版。
● 1947 年，東北鼠疫流行。
● 1948 年，朱璉編《針灸學講義》，後來增訂並改名為《新針灸學》印行。

Ⅲ　　　　第一節　孟河醫派與滬港名家　　　Ⅲ

　　清代常州在醫學方面出現了一批人才，並有孟河醫派的形成。孟河是江蘇省常州市武進縣西北孟河鎮、原武進縣內的一條運河邊，現在劃歸常州市新北區，是近代名醫的搖籃；孟河醫派的代表人物有費伯雄、費繩甫、馬培之、巢崇山、巢渭芳、丁甘仁等，他們都是清

代至民國時期最傑出的中醫學家。其中費、馬、巢、丁四大家，並稱「孟河四家」或「孟河四名家」。

一、費伯雄：「名士為名醫」

費伯雄（1800 年—1879 年），字晉卿，號硯雲子，是清末著名醫家。江蘇武進人。他秉承家業專攻醫學，在脈理方面有極深的造詣。三十三歲考取舉人後，不圖仕進，專志治醫，有「名士為名醫」之稱。

咸豐年間，費伯雄已播譽四方，求診者接踵而至，所居之處遂成繁盛之區。《清史稿》稱「清末江南諸醫，以伯雄為最著」，是孟河醫派的第一個開創者。他主張師古而不泥古人成法和不趨奇立異，善於變通化裁古人有效方劑，用藥以培養靈氣為宗，以和緩為主。曾為道光帝治過失音，為道光帝太后治過肺癰，並治過將領的傷寒症，醫名傳播大江南北。

費伯雄針對當時醫學界存在的一些不良風氣，大聲疾呼：「欲救人而學醫則可，欲謀利而學醫則不可。」著《醫醇賸義》，1863 年刊，是綜合性醫書，總結他一生治療雜病的學術經驗。他曾著《醫醇》二十四卷，但稿本毀於戰火，晚年回憶書中內容，錄出十分之二、三，題為《醫醇賸義》，共四卷，結合其診治心得，以首察脈、次辨證、繼而施治為辨治大綱。治療分理、法、意三層，謂「醫有醫理，治有治法，化裁通變，則又須得法外意也」。又崇尚和緩之法，認為「天下無神奇法，只有平淡之極，乃為神奇」，試圖通過崇尚和

緩，達到「一歸醇正」之目的。此書論理透徹，選方平實，用藥精簡，是內科雜證方面的名著之一。

此外，費伯雄還著有《食鑑本草》、《醫方論》、《怪疾奇方》及《留雲山館文詩鈔》等。其長孫費承祖亦聞名於海上。後人將費伯雄、費承祖的醫案加以整理，合刊為《費氏醫案》。費伯雄的曾孫費子彬，亦是有名的醫學家。

❧ 相 關 人 物 ❧

費承祖：費伯雄的長孫

費承祖（1851 年—1914 年），清末醫學家，字繩甫，武進（今江蘇常州）人。少隨祖父費伯雄錄方，及長同室診病，深得其祖父的學術奧旨。中年移居上海，善治危、大、奇、急諸疑難雜症，因忙於診務，僅遺《費繩甫醫話醫案》。

費子彬：費伯雄的曾孫

費子彬（1890 年—1981 年），近現代中醫學家，字保彥，武進（今江蘇常州）人。他是費伯雄的曾孫，自幼研讀經史，兼習中醫理論，曾在上海行醫。後遷居香港，懸壺濟世，醫術精良，人稱「費一帖」。曾為著名史學家錢穆治療胃病。

費子彬著《瀛海回春錄》，記述在上海行醫心得。1966 年香港中文大學開辦中醫校外課程，即由費子彬主講以開其端。在港著《食療與健康》，有《費子彬全集》。

二、馬文植：寓居蘇州行醫

馬文植（1820年—1903年），清代醫學家，字培之，晚號退叟，武進（今江蘇常州）人。十三歲時得費伯雄賞識，傳授醫術；後從嗣祖馬省三臨床十六年，盡得要旨。其醫術以外科見長，內科成名，亦擅喉科。1880年（光緒六年）赴京為慈禧太后治病有效，名聲益盛。但他不屑於仕途，寓居蘇州行醫。重視辨證審因，用藥平和而嚴謹，很受吳中民眾推崇，蘇州人將他開設門診的那條街道，取名為馬醫師巷，至今未改。

馬文植著《外科傳薪集》，主張外證需內外同治貫通方能取效。另有《醫略存真》、《務存精要》、《馬氏醫案》、《馬評外科症治全生集》，部分是由他的門人整理而成。

❷　相　關　人　物　❷

巢渭芳：一生留居孟河

巢渭芳（1869年—1929年），小名大紅（亦作大洪），是馬文植的入室弟子。精內科，尤長於時病。一生留居孟河，名重鄉里。

三、巢峻：刀圭之術尤為獨到

巢峻（1843—1909年），字崇山，晚號臥猿老人，武進人。初在孟河行醫，懸壺於上海五十年，擅長內、外兩科，刀圭之術（即以刀針手法治療腸癰）尤為獨到，醫治喉痧也是他的特長，有妙手回春之效。

巢峻的著作，有《千金珍秘》、《王壺仙館醫案》、《巢崇山醫案》等。跟隨巢峻學習醫術的人甚多，丁甘仁初到上海，就是得到他的提攜和傳授醫術。

四、丁澤周：致力改革中醫教育

丁澤周（1865 年 — 1926 年），清末民初名醫，字甘仁，江蘇武進人。早年受師於名醫馬文清，後師從馬培之，復與費伯雄門人丁松溪切磋醫學，又學醫於馬紹成。丁澤周兼蓄馬氏內、外、喉三科之長，先在無錫、蘇州行醫，後經巢崇山介紹，到上海仁濟善堂藥號施診，時值喉痧流行，治癒人數過萬。

丁澤周致力於改革中醫教育，認為個人傳授醫學不能很快地培養出中醫人才，1915 年起，聯合夏應堂、謝觀等人集資辦學，在上海創辦中國第一所中醫專科學校（後來改為上海中醫學院），桃李滿天下，醫譽滿海上；並發起成立中醫學會，把中醫界的醫師組織起來；編輯出版《中醫雜誌》，藉以培養中醫人才；還創立中醫女子專門學校，培養女中醫。又先後成立滬南、滬北廣益中醫院，開展醫療及臨床教育工作。

丁甘仁樂善好施，病者不論貧富均一視同仁，勞苦大眾前往求診，他常贈醫施藥；且熱心公益和福利事業，常以自己所得診金資助學校、醫院和慈善機關，並在鄉里辦孟河接嬰堂、孟河敬老院等。孫中山曾贈以「博施濟眾」金字匾額。丁甘仁的主要著作有《喉痧症治概要》、《孟河丁甘仁醫案》、《孟河丁氏秘方錄》等

方種，輯有《脈學輯要》、《醫經輯要》等。

　　《丁甘仁醫案》，1927 年刊，共八卷，卷一至卷六為內科雜病、時病，卷七為婦科，卷八為外科。收載病案四百例、方案六百四十一則，多為作者較典型的臨床驗案。用藥較為審慎，兼採各家之長。晏飛、張應文點校《丁甘仁醫書二種》（福州：福建科學技術出版社，2007 年），收錄丁甘仁著《藥性輯要》和《沐樹德堂丸散集》。

☯　相 關 人 物　☯

丁濟萬：丁甘仁之孫

　　丁濟萬（1904 年—1963 年），畢業於上海中醫專門學校，後到廣益中醫院行醫。1926 年丁甘仁去世後，丁濟萬接辦祖父的診所及其他醫療事業，並將上海中醫專門學校改為上海中醫學院，任院長，先後培養了二十幾屆學生。

　　1929 年，中華民國南京政府通過《廢止舊醫（即中醫）以掃除醫學事業之障礙案》，丁濟萬積極奔走，聯絡全國中醫業代表向南京政府請願，經過多番努力，當局終於撤除禁錮中醫法令。為了加強中醫事業的影響力，丁濟萬開設華隆中醫院和分院，按照西醫院的規模，設病房、藥房，配護士，並親自主診，經營數年，中醫院具備規模，他亦成為上海中醫界的代表人物，先後被推選為上海中醫學會會長、上海中醫公會理監事長、上海市衛生局中醫委員會委員。

　　1949 年春，丁濟萬遷居香港，設診所於昌元堂。他亦熱心社會活動，先後擔任港九中醫公會永遠會長、旅港蘇浙同鄉會常務理事及灣仔街坊福利

促進會監事；1961 年發起籌款購置香港中醫師公會
會址，當選為第五屆理事長兼醫療研究院董事長等
職。丁濟萬醫術精湛，擅長外、喉兩科，旁及內、
婦、兒科，尤精於濕溫時病，能將傷寒溫病熔於一
爐，其醫學特點表現於濕溫病寒溫統一論，有《丁
濟萬醫案》。

程門雪：注重中醫美學

程門雪（1902 年—1972 年），現代中醫學家，名
振輝，江西婺源人。先後拜汪蓮石、丁澤周為師，
擅長治溫病、傷寒。曾任上海中醫學院院長、上海
市中醫學會主任委員等職。他很注重藝術，從而涉
獵中醫美學。著有《程門雪醫案》等。

第二節　中西醫匯通學派醫家

一、唐宗海：遍覽中西醫籍

唐宗海（1862 年—1918 年），清末醫學家，字容
川，四川彭縣人。早年習文，曾中進士，後因其父患
病，延請名醫施治無效，遂立志醫學，多方求師。他遍
覽中西醫書，提倡「中西醫匯通」之說，認為中西醫學
雖然產生於不同地域，理論體系亦各有異，而究其實
質，似可歸於一致；主張用西醫學原理來印證中醫，凡
西醫中足以用來說明中醫理論之處始為可取。

唐宗海從維護中國傳統醫藥的願望出發，力圖證明
中醫並非不科學。在中醫臨床上有豐富經驗，對運用活
血化瘀法尤為獨到。所著《血證論》，是中國醫學史上
首部研究失血症的專著；另有《中西匯通醫經精義》、

《傷寒論淺注補正》、《金匱要略淺注補正》、《本草問答》，合稱《中西醫匯通醫書五種》。（按：唐宗海的生卒年份，學界有不同說法，一說為 1847 年至 1897 年，另一說為 1851 年至 1908 年。）

《血證論》是內科血症專著，唐宗海撰於 1884 年（光緒十年）。共八卷，系統論述血症的病因、病機及證治要點，主張以調氣、和氣為主要原則，並以和法為治血的第一良法。此書在選方議藥方面，也有獨到見解。

《中西醫匯通醫經精義》成書於 1892 年（光緒十八年），力圖用中西醫兩套理論來註釋闡發《內經》。唐宗海認為西醫長於形體實質解剖，而中醫則長於生理機能和病理機制，兩者取長補短，是匯通的途徑之一。在對待中醫和西醫的問題上，他的論點是較為客觀並有遠見的。不過，由於歷史條件的限制，書中難免有主觀臆說的成分，也有厚中薄西的思想，認為醫學今不如古。例如說，宋代以後的醫書多有紕繆。

二、朱沛文：中西醫各有所長

朱沛文（十九世紀中葉），清代醫家，字少廉。廣東南海人。他廣泛閱讀古今醫書及當時翻譯的西醫書籍，並且親自到西醫醫院內觀察屍體解剖，在近代中西醫匯通派中，是有見解的代表人物之一。撰有《華洋臟象約纂》四卷，認為中醫精於窮理，而拙於格物，惜「信理太過，而或涉於虛」；西醫長於格物，而短於窮理，

但「逐物太過，而或涉於固」。

朱沛文的學術思想：第一、折衷中西，求同存異；第二、實事求是，辨正古籍；第三、對中醫學說有創見，他所描述的真陰、真陽，對人體生育、成長及維持生命活動等重要生理功能和調節規律，與現代生理學有關神經體液調節功能似有暗合。他在中西醫匯通派中，是一位開明的醫家。

三、張錫純：創辦立達中醫醫院

張錫純（1860年—1933年），近代醫學家，字壽甫，河北鹽山人。他致力溝通中西醫學，是近代中西醫匯通派的主要代表人物之一。1918年在瀋陽創辦立達中醫醫院，任院長，這是近代中國第一所中醫式醫院。1928年定居天津，辦國醫函授學校。所著《醫學衷中參西錄》，匯集了他一生的治學臨證經驗和心得。

《醫學衷中參西錄》又名《衷中參西錄》，1918年至1934年刊，共七期（相當於七個分冊）。張錫純強調以中醫傳統理論為基礎，融會新知，以「衷中參西」的理論和實踐闡發醫理，有獨到的見解。

本書方論共十一卷，載方一百八十九首，其中自製方一百六十六首，取法嚴謹。由於體例不一，書中內容時有重複，議論或有折衷失當，亦有流於片面之處。但不失為中西醫折衷的先驅著作，有其時代意義。修訂本分為醫方、藥物、醫論、醫話、醫案五部分，刪除了一些重複和錯誤的內容。

表 11　中西醫匯通學派醫家

姓名	主張及著作
唐宗海 （1862 — 1918）	主張用西醫原理來印證中醫；著有《中西醫匯通醫書五種》（包括《中西醫匯通醫經精義》等）
朱沛文 （十九世紀中葉）	認為中醫精於窮理，西醫長於格物，主張折衷中西，求同存異；著有《華洋臟象約纂》
張錫純 （1860 — 1933）	致力溝通中西醫學，以中醫傳統理論為基礎融會新知；著有《醫學衷中參西錄》
丁福保 （1874 — 1952）	提倡中西醫通補論，擷採彼長以補己短，及評價日本漢醫學；著有《丁氏醫學叢書》
惲鐵樵 （1878 — 1935）	改進中醫論，用現代科學方法研究中醫，吸收西醫之長與之合化，以產生新中醫；著有《藥盦醫學叢書》
陸淵雷 （1894 — 1955）	提倡中醫科學化，以西醫理論解釋中醫，及研究日本漢方醫學；著有《陸氏論醫集》

‖‖　第三節　醫校、醫學辭典和叢書　‖‖

一、惲鐵樵：創辦醫學函授學校

　　清末民國時期著名醫家之中，其籍貫為常州的所在多有，當中以惲鐵樵和謝觀二人對中醫學的貢獻最可稱道。惲鐵樵（1878 年 — 1935 年），名樹玨，江蘇武進人，是陽湖古文派領袖惲敬的後人，少時就讀於族中私塾，十六歲中秀才，十九歲與孟河丁氏女結婚，二十歲時已粗涉醫道。

　　其後惲鐵樵受聘於上海商務印書館，主編《小說月

報》。因深受家鄉孟河醫派的影響，萌生了棄文習醫的念頭，於是發奮遍覽古今醫書，旁及西洋醫學譯本，博採諸家經驗，求診者漸多，不久便醫名大振，主治內科和乳兒科，療效奇佳。1925 年創辦中醫通函教授學社，撰述《藥盦醫學叢書》共二十二種。他為捍衛中醫理論體系作了很大努力，強調必須取西醫之長，與之化合，以產生「新中醫」。

　　《惲鐵樵醫案》中所收集的醫案，主要源於惲鐵樵著《藥盦醫案全集》。熊俊、邸若虹、袁久林點校《惲鐵樵醫書四種》（福州：福建科學技術出版社，2008年），收錄《保赤新書》、《溫病明理》、《生理新語》和《脈學發微》。

　　惲鐵樵的醫學特色：一、研究《內經》，闡述中醫理論體系；二、開發《傷寒論》，力闢舊說；三、倡導中西醫匯通，取長補短；四、發展新中醫，培養中醫人才。

☯　相　關　人　物　☯

陸淵雷：近現代中醫學家

　　陸淵雷（1894 年—1955 年），字彭年，江蘇川沙人。隨惲樹珏學醫，並協辦中醫通函教授學社。曾任上海國醫學院教務長，力主中醫「科學化」。創辦《中醫新生命》雜誌。著有《傷寒論今釋》、《金匱要略今釋》、《陸氏論醫集》、《流行病須知》、《中醫生理術語解》等。

二、謝觀：編著中國醫學大辭典

謝觀（1878 年—1950 年），字利恒，晚號澄齋老人，江蘇武進人。就讀常州致用精舍，及在蘇州東吳大學肄業。曾任上海中醫專門學校校長等職，1924 年創辦上海中醫大學，致力培養中醫人才；並發起成立上海中醫協會，為調停中醫學派之間存在的門戶之見，積極奔走。1928 年，國民政府衛生部會議通過《限制中醫產生案》，謝觀召集全國十五個省一百二十三個醫藥團體的同業，一起在上海開會，商量請願議案，並被推為首席代表，赴南京請願，終於獲得成功。1933 年，被推為上海市國醫分館常務董事。

謝觀編著《中國醫學大辭典》，奠定了中醫知識的基礎；另有《中國醫學源流論》等。

《中國醫學大辭典》四冊，1921 年由上海商務印書館初版印刷。編著者參考了二千餘種書籍，從醫學、身體、方名、藥名、病名、醫家、醫書七個方面，選收了七萬餘條詞目，字數達三百數十餘萬字。書中對中醫學常用名詞作了大規模的整理和註釋，詞目按筆畫順序排列，取材廣泛，內容豐富。1949 年後有重印本，至今仍為權威的醫學工具書。

樊正倫、張年順據謝觀此書加以整理，編成《中國醫學大辭典》（北京：中國中醫藥出版社，1994 年）。又有醫家在謝觀原書的基礎上，編成《中華醫學大辭典》（瀋陽：遼寧科學技術出版社，1994 年）。

《中國醫學源流論》，謝觀撰於 1925 年，1935 年刊行，立論新穎，對了解中醫學術發展有很高價值。此書考證醫學源流，別其支派，共分六十四論，內容包括醫籍考證、學派辨析、學說討論及斷代史、專科史、疾病史、東洋史學等。

三、丁福保：醫學書籍出版家

丁福保（1874 年—1952 年），近代醫家、出版家，字仲祜，晚號疇隱居士，江蘇無錫人。南菁書院肄業，曾任京師大學堂及譯學館教習。潛心研究中西醫籍，並從趙元益學習，以求中西醫學匯通，主張整理學術以改進中醫。1909 年奉兩江總督端方及盛宣懷的委託，赴日本考察醫學，調查育嬰院，搜訪醫籍及古佚書。1910 年（宣統二年）創辦《中西醫學報》，並設中西醫學研究會。後來在上海創辦醫書局，編印醫學書籍。

丁福保譯述和編著的醫學書籍達一百六十多種，包括臨床各科和基礎理論知識。《丁氏醫學叢書》收錄譯自日文的醫書六十八種，連同他自撰的醫書，總共有八十餘種，為中國近代醫學發展和促進中日文化交流作出了貢獻。

丁福保最早提出「中醫科學化」的口號，強調盡力研究中藥必有最新之發明，「可以代西藥之用，可治西醫所不能治之病」。他譯著了《中西醫方匯通》一書，精選中西醫方各佔一半，名醫何廉臣強調「以消新舊相嫉之意見，此誠過度時代必不可緩之著作也」。

❷　相　關　人　物　❷

何廉臣：提倡以科學體例編寫醫學講義

何廉臣（1861年—1929年），近代醫家，名炳元，號印巖，浙江紹興人。行醫數十年，以善治時病著稱。他熱心參與中醫團體的組織活動，歷任紹興醫學會會長、神州醫藥總會紹興分會評議長，主持《紹興醫藥學報》的編輯工作。著有《重訂感症寶筏》、《內科證治全書》、《何氏醫論》等二十餘種，提倡以科學體例編寫醫學講義。晚年編纂《全國名醫驗案類編》，分列病者、病名、病因、證候、診斷、療法、處方、效果等項。

周雪樵：創辦醫學報及醫學會

周雪樵（？年—1910年），清末醫家，字維翰，江蘇常州人。精通醫學，1903年（光緒二十九年）遷居上海。其時西醫傳入漸廣，遂提倡引進，於次年創辦《醫學報》及成立醫學研究會；又與蔡小春、丁福保等將全國醫會合組為中國醫學會，是近代中國第一個全國性的中醫社團。1907年（光緒三十三年）應聘赴山西，任醫學館教務長。

四、周學海：匯刻歷代名家著作

周學海（1856年—1906年），清朝官員、醫學家，字澂之，浙江建德人。光緒進士，授內閣中書，官至浙江候補道。兼通醫學，論脈尤為精詳。著有《脈義簡摩》、《脈簡補義》、《診家直訣》、《辨脈平脈章句》、《內經評文》、《讀醫隨筆》、《傷寒補例》、《形色外診簡摩》、《重訂診家直訣》等書。又選歷代醫家名著，匯刻為《周氏醫學叢書》，頗有影響。該叢書分為三

集，1891 年（光緒十七年）至 1911 年（宣統三年）刊，共收醫書三十二種，包括周學海編撰的著作和校刊的醫書，如《評注史載之方》、《神農本草經》等。

周學海撰《形色外診簡摩》，是診斷學著作，撰於 1894 年（光緒二十年），分為兩卷，上卷談「望形」，下卷談「望色」，內容以望診為重點，兼及問診和聞診，對臨床辨證有一定參考價值。

五、裘慶元：輯《三三醫書》九十九種

裘慶元（1873 年—1947 年），近代醫家，字激聲，後改吉生，浙江紹興人。早年因患肺病，工餘自習醫籍，其後託日醫搜購海外中醫著作，得孤本、善本多種。1908 年（光緒三十四年）與何廉臣、曹炳章等，在紹興創辦《紹興醫藥學報》；1923 年遷居杭州，另創《三三醫書》，纂輯《珍本醫書集成》九十九種，1935 年由上海世界書局出版。此外，編有《醫藥叢書》、《國醫百家》等。一生積極參與反對廢止中醫藥的救亡運動，在近代中醫史上有相當貢獻。

《三三醫書》輯於 1923 年，次年由杭州三三醫社刊行。共三集，每集三十三種，總共九十九種，包括中醫基礎理論著作，內、外、婦、兒、五官各科及針灸、本草、方書、醫案、醫訊、醫論等較切於實用的醫書。

六、曹炳章：主纂《中國醫學大成》

曹炳章（1877 年—1956 年），近代中醫學家，字

赤電，鄞縣（今浙江寧波）人。問學於名醫方曉安，鑽研經典醫籍，後在紹興行醫，聲名日盛。其藏書之豐，與裘慶元一同名聞於海內。1913 年創設和濟藥局，注重真偽藥物的鑑別；又與何廉臣等組織紹興醫藥學會，編印醫藥學報。著述甚多，有《辨舌指南》、《醫界新智囊》等數十種。主纂《中國醫學大成》，但因抗日戰爭爆發而中斷。

七、沈宗元：編《中國養生學說輯覽》

清末民初沈宗元編《中國養生學說輯覽》，將中國自先秦至清末關於養生的種種學說和主張，分門別類，作了較大規模的系統整理。歷代養生著作的重要內容匯為一編，閱覽和應用都較方便。

沈宗元，字與白，四川省長寧縣人，1903 年（光緒二十九年）癸卯科舉人，1909 年（宣統元年）授七品內閣中書，民國初年歷任四川教育司長、省政務廳長等職。此書或題《中國養生說集覽十八編》。

第四節　近代中醫名家群像

一、曾懿：清末民初女醫家

曾懿（1853 年—1927 年），字伯淵，號華陽女士，四川華陽（今四川雙流）人。幼承母訓，熟讀經史，善針黹、烹飪之術，對《黃帝內經》亦有研究。因鄉間大疫，死者甚多，於是為人治病，數年而有成效。推崇

東漢張機（仲景）及金元諸家之學，能化裁古方以治
今病。撰有《醫學篇》兩卷，與《女學篇》、《中饋篇》
合刊而為《古歡室醫書三種》。

二、陳伯壇：在香港創辦醫校

　　陳伯壇（1863 年—1938 年），近代傷寒學派醫家，
字英畦，廣東新會人。致力於東漢張仲景之學，主張
讀《傷寒論》與《金匱要略》應合璧而觀。清末曾應聘
於廣東省陸軍軍醫學堂，為中國醫學總教習。1924 年
應廣州醫家吳味苑等之請，主辦中醫夜學館。1930 年
遷居香港，創辦伯壇中醫專科學校。著有《讀過傷寒
論》、《讀過金匱要略》等。

三、余伯陶：神州醫藥總會會長

　　余伯陶（1868 年—約 1922 年），近代中醫學家，
字德壎，江蘇嘉定（今屬上海）人。精通醫理，擅長
內科。他以振興中醫為己任，1902 年（光緒二十八年）
與李平書等創設上海醫會，後來組建上海醫務總會，又
參加周雪樵主辦的中國醫學會。民國初年任神州醫藥總
會會長，並聯合各地中醫，組織「醫藥救亡請願團」，
要求政府提倡中醫中藥，准許開設中醫藥專門學校。
1913 年創辦《神州醫藥學報》，至 1916 年停刊。余伯
陶著有《鼠疫扶微》及《疫症雜說》。

　　神州醫藥總會是民國時期成立較早、規模最大的中
醫藥社團，1912 年由余伯陶、包識生、顏伯卿、葛吉卿

等創辦，總會設於上海，先後成立四川、陝西、廣西、雲南、福建等數十處分會，會員達數千人，1912 年底至 1914 年初曾聯合中醫藥界組織首次抗爭請願行動。1913 年創辦《神州醫藥學報》，在當時是中醫界的重要學術刊物。1918 年余伯陶、包識生等以該重名義創辦神州中醫專門學校，旋因經費不足而停辦。1928 年該會經上海市衛生局核准，成為正式醫藥學術團體。1930，該會因積極參與反抗國民政府衛生部的廢止中醫政策，被當局勒令改組，次年改組為神州國醫學會。1937 年抗日戰爭爆發後，又改稱醫師公會，會務由丁仲英主持，陳存仁為秘書主任。

四、包識生：聯絡全國中醫團體

包識生（1874 年—1934 年），中醫學家，名一虛，字德逮，福建上杭人。幼得家傳，二十歲即有醫名。1912 年在上海組織神州醫藥總會，主編《神州醫藥學報》，創辦神州醫藥專門學校，附設神州醫院作為學生實習之所。後因北洋政府有廢止中醫中藥和不准中醫學校立案之議，他與余伯陶等發起聯絡全國各省市中醫團體，組織醫藥救亡請願團赴北京力爭，迫使該案撤銷。編撰《傷寒雜病講義》及《診斷學》，有《包氏醫宗》三集。

五、焦易堂：中央國醫館館長

焦易堂（1880 年—1950 年），原名希孟，陝西武

功人。曾就讀於法政專門學校，中國公學畢業。1928
年擔任國民政府立法院立法委員兼法制委員會委員長，
後兼任最高法院院長。在中醫界反對廢止中醫運動的推
動下，1930 年 5 月，他與譚延闓、胡漢民、陳立夫等
人在國民黨中央執行委員會政治會議上，提出成立中央
國家醫館的提案，獲得批准。

　　1931 年中央國醫館成立，焦易堂擔任館長；同
年在他主持的立法院法制委員會會議中通過《中醫條
例》，但因行政院阻撓而未能及時公佈。焦易堂於 1934
年發表《告國人書》，自此直至 1936 年《中醫條例》
頒佈之前，由國醫館執行管理中醫行政權，他一直支持
中醫界爭取合法權利的抗爭活動。後來在台北病逝。

‖　　第五節　來華西教士與早期西醫　　‖

一、在中國行醫的西教士

　　近代來華的西方傳教士當中，有一些是醫生出身，
他們在中國行醫和設立診所、醫院，亦有著作涉及中醫
或比較中西醫學。著名的有以下幾人：

　　一、合信（B. Hobson，1816 年─1873 年），英國
傳教士、醫生。倫敦大學畢業，醫學碩士，皇家外科學
會會員。1839 年倫敦會派遣他來華，曾在澳門、香港、
廣州從事傳教和醫療活動。編譯《全體新書》、《西醫
略論》、《內科新說》、《婦嬰新書》和《博物新編》，

合編為《合信氏醫書五種》，對近代初期的中國醫學界頗有影響。

二、嘉約翰（John Glasgow Kerr，1824 年—1921 年），美國傳教士、醫生。1853 年來華，曾任廣州博濟醫院院長；1886 年，被推舉為中華博醫會首任會長。他編譯出版的西醫著作多達三十餘種，包括《西醫略說》、《藥物學手冊》、《眼病論說》、《外科手術手冊》、《內科理論與實踐手術》、《衛生論說》、《內科全書》、《外科學》等，對西方醫學在中國的廣泛傳播，起了很大作用。

三、德貞（J. H. Dudgeon，1837 年—1901 年），英國傳教士、醫生。1860 年來華，曾被委任為北京同文館醫學教習。編譯醫書十餘種，計有 1875 年出版的《西醫學雜論》、《解剖學圖譜》和 1884 年譯著的《全體通考》；其《醫學詞匯》之中，還有關於中國醫學的哲學與生理學，以及中國醫學與古代西方醫學比較的論述。

二、黃寬：早期出國留學的西醫

黃寬（1829 年—1878 年），字綽卿，香山（今廣東中山）人。初時在澳門的馬禮遜學校就讀，後來隨校遷至香港，又跟隨該校校長赴美。1855 年畢業於英國愛丁堡大學，繼續深造病理學及解剖學。1857 年返香港，服務於香港倫敦會醫院，同時在博濟醫院兼職，次年接辦合信創立的惠愛醫院。

　　1860 年，黃寬首次在中國施行胚胎截開術，被譽為好望角以東負盛名的優秀外科醫師。1862 年，李鴻章聘他至幕府任醫官；次年，受聘為廣州海關醫務處醫官。1866 年，嘉約翰聘他為博濟醫院附設南華醫院教員，教授解剖學、生理學和外科學；次年嘉約翰離華，由他代理博濟醫院院長之職。1875 年，兼任西南施醫局主任。

三、近代早期女醫生群像

　　一、金韻梅（1864 年—1934 年），亦作金雅妹，中國第一個留學美國的女西醫。浙江寧波人，出身牧師家庭。兩歲時父母雙亡，她被寧波基督教長老會美國傳教士、醫師麥加地（Divie Bethune McCartee）收為養女。後來隨養父赴美，入紐約大醫院附屬女子醫科大學攻讀，四年後以第一名成績畢業。繼而在紐約等地的醫院實習，對顯微鏡頗有研究。1888 年回國，先後在廈門、成都等地開設診所；曾任北洋女醫院院長，並受聘主持天津醫科學校。

　　二、胡金英（1865 年—1929 年），是福州美以美會一位牧師的女兒。1884 年赴美，1894 年畢業於費城女子醫學院。次年回國，在福州伍爾斯頓紀念醫院任職。1899 年，任該院院長。

　　三、甘介候（？年—1931 年），江西九江人。幼年在九江的教會學校寄宿。1892 年赴美，考入密西根大學醫學院，1896 年畢業，與石美玉一同回到九江開設

診所。其後曾在上海開辦醫學校。1908 年再赴美國，在芝加哥西北大學深造，1910 年畢業，又到英國倫敦熱帶病研究所攻讀。1912 年在南昌設立婦孺醫院，一直工作至逝世。

　　四、石美玉（1873 年—1930 年），江西九江人。她是美以美會一位牧師的女兒，在九江教會學校寄宿。1892 年赴美，與甘介侯一起考入密西根大學醫學院，1896 年畢業後，二人一同回國，在九江開設診所。石美玉在該診所工作多年，後來到上海建立診所、醫院及護士學校，頗有成就。

▼ 年表 ▼　現代時期事項

中華人民共和國時期
● 1949 年，中華人民共和國中央人民政府衛生部成立，建國初期即以「團結中西醫」作為衛生工作方針之一，確立中醫藥的地位和作用；楊鶴齡著《兒科經驗述要》刊行。
● 1955 年，中醫研究院成立。
● 1956 年，成都、上海、北京、廣州四所中醫學院相繼成立；舉辦西醫離職學習中醫班。
● 1959 年，衛生部在上海召開全國中醫經絡針灸學術座談會、中西醫專家座談會、醫學教育座談會，在南京召開中醫教材編寫座談會。
● 1962 年，中醫學院教學工作座談會在北京召開；高等中醫院校統編第一版中醫教材出版。
● 1964 年，高等中醫院校統編第二版中醫教材出版。
● 1968 年，河北滿城西漢劉勝夫婦墓中出土了四根金針、五根銀針及「醫工」銅盆。
● 1969 年，中國政府啟動「523 項目」，研究抗瘧防治藥物，屠呦呦擔任中藥抗瘧組組長。

（續上表）

中華人民共和國時期

- 1972 年，陳立夫任台灣中國醫藥學院董事長。
- 1973 年，湖南長沙馬王堆漢墓出土大量簡帛醫書，共十四種；還有若干中藥，以及保存完好的女屍。
- 1979 年，中華醫史學會復會。
- 1980 年，衛生部制訂了「中醫、西醫、中西醫結合三支力量都要發展、長期並存」的方針。
- 1982 年，五屆人大修訂的憲法中，將「發展現代醫藥和我國傳統醫藥」正式載入憲法總綱第二十一條。
- 1983 年，北京、成都等中醫學院開始招收中醫博士學位研究生。
- 1985 年，國家中醫管理局成立。
- 1986 年，中國氣功科學研究會成立。
- 1987 年，世界針灸學會聯合會在北京成立，胡熙民當選為主席。
- 1991 年，中國國際針灸考試委員會成立。
- 1993 年至 1996 年，國家教委批准將北京、上海、廣州、成都、南京、黑龍江、山東的七所中醫學院改為中醫藥大學。
- 1998 年至 2001 年，香港浸會大學、香港中文大學、香港大學相繼開辦中醫、中藥學士學位課程，及成立中醫學院。
- 2000 年，國際傳統醫藥大會在北京召開；國際藏醫學術會議在西藏拉薩舉行。
- 2001 年，頒佈《中醫藥事業「十五」計劃》；國際蒙醫學術會議在內蒙古呼和浩特召開；海峽兩岸中醫藥學術大會在北京召開。
- 2002 年，張仲景國際中醫藥大會在河南南陽召開；第二次世界中西醫結合大會在北京召開；中非傳統醫藥發展合作論壇在北京召開。
- 2003 年，沙士（SARS）流行，中西醫結合抗擊沙士取得成功；10 月 1 日起，《中華人民共和國中醫藥條例》施行。
- 2004 年，召開全國中醫藥工作會議，發表《努力促進中醫藥事業發展》講話；舉辦全國中醫藥科普宣傳周活動；第三屆國際傳統醫藥大會在北京召開。

（續上表）

中華人民共和國時期
● 2005 年，國家「973 計劃」首次設立中醫理論基礎研究專項；中國中醫研究院更名為中國中醫科學院。
● 2006 年，《中醫藥事業發展「十一五」規劃》頒佈施行；國家首批非物質文化遺產保護名錄列入九個傳統醫藥項目。
● 2007 年，發佈《中醫藥創新發展規劃綱要（2006-2020）》。
● 2008 年，WHO 首屆世界傳統醫學大會在北京舉行。
● 2009 年，三十位國家級中醫（民族醫）當選為首屆「國醫大師」；海峽兩岸中醫藥發展大會在北京舉行。
● 2015 年，國務院常務會議通過《中醫藥法（草案）》，為中醫藥的發展提供法制保障；中國科學家屠呦呦因發現青蒿素治療瘧疾的新療法獲諾貝爾生理學／醫學獎。
● 2016 年，國務院印發《中醫藥發展戰略規劃綱要（2016-2030 年）》，把中醫藥發展提升到國家戰略的層次；中共中央、國務院印發《「健康中國 2030」規劃綱要》，提出一系列振興中醫藥發展的任務和舉措。
● 2020 年，張伯禮率領中醫醫療團隊進駐江夏方艙醫院，是中華人民共和國成立以來中醫第一次獨立運營的一家傳染病醫院；在抗擊新冠肺炎疫情中，中醫藥發揮了重大作用。

第六節　現代中醫名家群像

一、蔣維喬：著《因是子靜坐法》

蔣維喬（1873 年—1958 年），教育家、文學家、氣功家，字竹莊，號因是子，武進（今江蘇常州）人。早年就學南菁書院，與曹家達、丁福保同學。民國初年蔡元培任教育總長時，他出任教育部秘書長。其後，歷任商務印書館編譯所編譯、上海光華大學中文系主任、上海文史館副館長等職。他對氣功有相當研究，著《因是子靜坐法》、《因是子靜坐法續篇》、《健康不老廢止

朝食論》等。簡要地說，「因是子靜坐法」是以佛教坐禪之法為本，發展而為佛家氣功，把氣功養生普及於社會。

二、趙燏黃：近現代生藥學先驅

趙燏黃（1883 年—1960 年），本草學家，又名一黃，字午喬，武進（今江蘇常州）人。留學日本，入東京帝國大學藥學科。回國後致力於藥學研究和教學，曾任上海中央研究院化學研究所國藥研究室研究員、北京大學醫學院中藥研究所研究員兼藥學系教授。1955 年任中醫研究院生藥研究室研究員。他與徐伯鋆合編的《現代本草生藥學》上冊，是中國近代生藥學的先驅著作；又重視本草的整理，編有《中國新本草圖志》。

三、盧覺愚：東華醫院首任中醫長

盧覺愚（1898 年—1982），中醫學家，廣東東莞人。少時就讀於香港英文書院，後隨丹峰禪師習醫。1926 年至 1939 年，受聘為東華醫院首任中醫長。1930 年與兄盧覺非加入無錫承淡安所設中國針灸學研究社，1934 年被委為香港分社社長。太平洋戰爭期間，香港淪陷，盧覺愚避難回鄉；戰後到廣州開業，後重返香港，診症治學。著《覺廬醫案新解》、《實用傷寒論講義》。

四、岳美中：致力培養中醫高級人才

岳美中（1900 年—1982 年），現代中醫學家。又

名鍾秀，號鋤雲，河北灤縣人。早年開辦鋤雲醫社，治病兼執教。擅長治療泌尿系統、呼吸系統和消化系統疾病，有豐富臨床經驗。1955 年起在北京中醫研究院工作，晚年致力培養中醫高級人才。著有《岳美中醫案集》、《岳美中論學集》等。

五、秦伯未：創立上海中醫書局

秦伯未（1901 年—1970 年），現代中醫學家，字之濟，號又辛，別號謙齋，上海人。上海中醫專門學校畢業，1928 年與王一仁等創辦上海中國醫學院。又創立上海中醫書局，影印出版古醫書近百種。著有《秦氏內經學》、《實用中醫學》、《國醫小史》等。

六、章成之：有「貧民醫生」之稱

章成之（1903 年—1959 年），現代中醫學家，字次公，號之庵，江蘇鎮江人。上海中醫專門學校畢業，並留校任教。後來與人合創中國醫學院、上海國醫學院，並有「貧民醫生」之稱。他力求溝通中醫學寒溫兩派的學術思想，打破中西醫的界限。著有《雜病醫案》、《藥物學》，以及門人整理出版的《章次公醫案》。

七、張公讓：以溝通現代中西醫學為職志

張公讓（1904 年—1981 年），現代中醫學家，廣東梅縣人。廣州國立中山大學醫學院畢業。日軍侵華期間，在家鄉松口鎮設平民醫院，聘鄉中經驗老中醫負責中醫部門，是現代中西醫結合的先行者，預言中西醫合

流所產生的效果，必然更加光榮燦爛。

1950 年張公讓移居香港，1954 年創辦中西醫學綜合性雜誌《中國新醫藥》（月刊）；曾創立中國新醫藥研究院，設中西醫學講習班。

張公讓著作甚豐，1940 年代有《中西醫典》、《中西藥典》等，1950 年代有《醫學雜談》、《公讓選方》，《醫學衷中參西錄》三集是他的代表作。

八、朱璉：現代女針灸學家

朱璉（1909 年—1978 年），字景雲，江蘇溧陽人。早年在石家莊正太鐵路醫院當醫生，後來拜針灸名醫任作田為師，曾任延安中國醫科大學副校長、中醫研究院副院長兼針灸研究所所長等職。1949 年中華人民共和國成立後，朱璉擔任衛生部婦幼司副司長、中醫研究院副院長兼針灸研究所所長。編著《針灸學講義》，後增訂並改名為《新針灸學》，在針灸學方面頗有影響。

九、任應秋：致力研究中醫文獻

任應秋（1914 年—1984 年），中醫學家，字鴻濱，現代中醫學家，四川江津人。曾在上海中國醫學院學習，後來返四川行醫和執教。他致力於中醫文獻研究和整理，歷任北京中醫學院古文、醫史、各家學說教研室主任、中醫系主任等職。著有《中國醫學史略》、《中醫病理學概說》、《中醫各家學說》等多種。

第七節　現代中國的醫學發展

一、現代醫療衛生體系的建立

　　1949 年 10 月中華人民共和國成立後，主要從國家的實際情況出發，把衛生工作重點放在農村和基層，從而提高人民的健康水平。由中央到全國各地，分別成立相應的衛生行政機構，領導和推動各項衛生工作。

　　自 1950 年代起，大力建設醫藥衛生機構，逐步完善城鄉的醫療預防、衛生防疫、婦幼保健等網絡；改革開放以來，農村三級保健網在地方疫防治、計劃免疫、衛生宣傳等工作，發揮了很大作用。

　　在醫療教育和醫學研究方面，從中央到地方，新建了一批醫學研究機構，而以中國醫學科學院、中國預防醫學院、中國中醫研究院等為最高學術機構。中華醫學會設有專科學會和學組，出版醫學專業期刊；其他醫學學術團體，有中國藥學會、中國中醫藥學會、中國中西醫學會等。

二、衛生事業和醫學成就

　　首先以農村衛生工作為重點，發展和完善合作醫療制度；加強農村衛生組織建設，完善縣、鄉、村三級衛生服務網；鞏固與提高農村基層衛生隊伍，加強城鄉衛生的對口支援，及幫助農村衛生機構提高服務能力。其次，是做好預防保健工作，深入開展衛生運動。

　　在中西醫並重發展中醫藥方面，包括：一、臨床醫

學 —— 實現中醫脈診和舌診標準化，在治療上廣泛應用中西兩法；二、發展非藥物療法 —— 針灸、氣功、正骨、推拿、按摩，及民間的刮痧、火罐、點穴療法等；三、中藥的應用與研究 —— 將中藥材、中藥製劑推向標準化、規範化和簡便化；四、中醫基本理論 —— 研究如何對待中醫基本理論是發展中醫學的焦點。

1981 年，北京成立了中國中西醫結合研究會，創辦《中西醫結合雜誌》，逐步推廣學術活動和擴大研究隊伍。一些主要的成績，例如中西醫結合治療骨折，是一項新的成果；中西醫結合治療一些急性病症，可以減少手術痛苦而達到治療目的；針刺麻醉的創造，在麻醉學發展史上開啟了新的篇章。此外，用現代科學知識和方法探索中醫理論中的陰陽學說、臟象學說、經絡學說，以及活血化瘀、扶正固本的治療原則，和對中醫陰虛、陽虛、腎本質的研究，對抗瘧等中藥的研究，都進行了多方面的實驗觀察，有一定的進展。

三、醫藥業務和衛生工作的進程

中華人民共和國成立後，在衛生工作方面，確定了「面向工農兵」、「預防為主」和「團結中西醫」三大方針，後來又增加「衛生工作與群眾運動相結合」作為第四項方針。1996 年在北京舉行的全國衛生工作會議，總結了建國以來 —— 特別是改革開放以來的成績和經驗，確定到 2010 年為止，衛生工作的方針「以農村為重點，預防為主，中西醫並重，依靠科技與教育，動員

全社會參與，為人民服務，為社會主義現代化建設服務。」

1952 年，全國高等醫藥院校進行了「院校調整」；至 1990 年代，全國共有高等醫藥院校逾一百二十所，畢業生達到八十餘萬人，當中有部分取得碩士、博士學位。時至今日，已形成多學科、多層次的醫學教育體系；不過，由於中國幅員廣闊、人口眾多，醫學教育還待進一步擴展，在質和量方面都有提高的空間。

2015 年，中國科學家屠呦呦因發現青蒿素治療瘧疾的新療法，榮獲諾貝爾生理學／醫學獎，青蒿素的發現，挽救了全球 —— 尤其是發展中國家數百萬人的性命。她在瑞典卡羅林斯卡醫學院發表演講時說，青蒿素是中國傳統醫藥獻給人類的一份禮物；她發現青蒿素，是從東晉時期葛洪著《肘後備急方》中獲得啟發的。

第八節　近現代中醫史學家與醫史著作

近代以來，中國醫學史研究漸受注重。陳邦賢著《中國醫學史》創先河，李濤著《醫學史綱》，及王吉民、伍連德以英文撰寫《中國醫史》，被譽為近代中國三部中國醫學史代表作。杜聰明、陳存仁、馬伯英等，亦撰有中國醫學史及中外醫學文化交流史。集合多人之力編成的，有大型的《中國醫學通史》四卷和多種中國醫學史教科書。

一、陳邦賢著《中國醫學史》

陳邦賢（1889 年—1976 年），近現代醫史學家，字冶愚、也愚，晚號紅杏老人，江蘇鎮江人。他早年跟從丁福保習醫，發起成立醫史研究會，曾任江蘇醫學院醫學史教授、國立編譯館編審，及中醫研究院醫史研究室副主任、《中華醫學雜誌》編委。所著《中國醫學史》（1920 年初版）是中國第一部醫學通史，有日文譯本，在國內外都受重視。其他著述有《中國醫學人名志》、《醫學史綱要》、《二十六史醫學史料匯編》等。

《中國醫學史》後來改文言為白話，1937 年由上海商務印書館出版。修訂本分五篇，敘述上古醫學、中古醫學、近世醫學、現代醫學、疾病史，探討中國醫學的起源和演變、醫術的發展、外國醫學的傳入等。1957年北京商務印書館出版的第三次修訂本，運用歷史唯物主義觀點和參考更多史料，對醫學的起源、發展的動力、醫學史分期、史料的運用，提出了新的見解。

二、王吉民、伍連德著《中國醫史》

王吉民（1889 年—1972 年），近現代醫史學家，又名嘉祥，廣東東莞人。香港西醫學堂畢業，曾擔任船醫、鐵路局總主任醫師。抗日戰爭時期任上海中華醫學會副會長。他對中國醫學史研究有濃厚興趣，發起組織醫史委員會，其後更名為中華醫史學會，任會長及《醫史雜誌》主編。又籌辦中華醫學會醫史博物館，出任館長；1959 年博物館劃歸上海中醫學院，他亦調至該院。

王吉民與伍連德用英文撰寫的《中國醫史》，至今仍是有關方面重要的著作。此外，還編有《中文醫史論文索引》、《中國醫學外文著述書目》、《中國醫史外文文獻索引》等。

伍連德（1879 年—1960 年），近代公共衛生學家、醫學活動家，字星聯。祖籍廣東新寧（台山），生於馬來西亞的檳榔嶼。英國劍橋大學畢業，獲醫學博士學位。後回馬來西亞行醫。1907 年任天津陸軍軍醫學堂副總監。1910 年東北爆發鼠疫，他被委任為鼠疫防治工作總管，取得顯著成績，1912 年任東三省防疫事務管理總處總辦兼總醫官。曾發起組織中華醫學會，並任《中華醫學雜誌》總編輯。1916 年籌建北京中央醫院，1922 年受託建立東北醫院；1926 年創辦哈爾濱醫學專門學校，並任校長。1930 年任國家衛生防疫總站站長，在上海建立總部；又出任上海檢疫所所長，頒佈中國第一部現代檢疫法規。1937 年移居香港，1946 年定居馬來西亞。代表作除英文《中國醫史》外，有《鼠疫概論》、《霍亂概論》等。

《中國醫史》（*History of Chinese Medicine*），是第一部用英文撰寫的中國醫學史專著，王吉民（K. Chimin Wong）、伍連德（Wu Lien-teh）合撰，1932 年上海市中央防疫處出版。內容主要介紹中國傳統醫學的歷史和特點，及歷代著名醫藥學家的生平和發明創造。此書分為兩卷：上卷敘述中國傳統醫學發展，包括傳說

時期（公元前 2697 年—前 1122 年）、黃金時期（公元
前 1121 年—前 960 年）、爭鳴時期（公元前 961 年—
公元 1800 年）、現代或轉折時期（1801 年—1936 年）；
下卷介紹西方醫學傳入中國的經過，及現代醫學教育的
情形。此書是國外學術界了解中國醫學史的主要依據之
一，至今仍有一定參考價值。

三、李濤著《醫學史綱》

　　李濤（1901 年—1959 年），現代中國醫史學家，
字友松，河北房山（今屬北京）人。北京醫學專門學校
（北京醫學院前身）畢業，曾任北京醫學院教授等職。
長期從事醫學史的教學和研究工作，在這方面作出貢

表 12　近代三大中醫史著作

書名	著者	出版社及出版年份
《中國醫學史》	陳邦賢（冶愚）	上海醫書局，1920 年初版；上海商務印書館，1937 年修訂和補充；北京商務印書館，1957 年第三次修訂本。近代第一部中國醫學史著作。
《中國醫史》（ *History of Chinese Medicine* ）	王吉民（K. Chimin Wong）、伍連德（Wu Lien-teh）	上海市中央防疫處，1932 年。第一部用英文撰寫的中國醫學史著作。
《醫學史綱》	李濤	上海中華醫學會出版委員會，1940 年。近代中國第一部中西醫史合編的醫學史著作。

獻。所著《醫學史綱》，是近代三大中醫史著作之一。

　　《醫學史綱》，1940 年上海中華醫學會出版委員會出版，是中國第一部中西醫史合編的醫學史著作，內容除論述西方醫學史外，還注意到各國醫學的互相交流，包括中國醫學輸入日本、西域醫學傳到中國，及西方醫學輸入印度、日本和中國的情況等。

四、杜聰明著《中西醫學史略》

　　杜聰明（1893 年—1986 年），近現代著名醫學家，號思牧，台灣淡水人。早年入台灣醫學校，後留學日本京都帝國大學，1922 年獲醫學博士。其後又赴歐美深造，返回台灣後，歷任台大教授及醫學院院長、代理校長等職。1954 年創辦私立高雄醫學院，1966 年退休。著有《藥理學概要》、《中西醫學史略》等。

　　《中西醫學史略》，1966 年台北中華大典編印會出版。此書論述中西醫學的發展過程，內容着重介紹醫學者的傳記及其學說，分為六編：第一至三編依次為〈古代醫學史〉、〈中世醫學史〉及〈近世醫學史〉，第四編〈歐美醫學視察談〉討論西醫發展的歷史，第五編〈中國醫學史〉闡述先秦至清代醫學，以及本草學發達史、藥物分類、日本漢方醫學，最後第六編為〈專題雜錄〉。

五、陳存仁的中國醫藥史著作

　　陳存仁（1908 年—1990 年），現代中醫學家，原

名保康，又名承沅，字存仁。出生於上海一個世代經商的家庭。上海中醫專門學校畢業，隨丁澤周、丁仲英父子實習兩年，然後正式掛牌行醫；1929 年曾參與「全國醫藥團體代表大會」，與另外四名代表一起赴南京請願，撰有《三一七國醫節事件回憶錄》。

陳存仁編《中國藥學大辭典》（1935 年出版），是早期有關藥學的重要工具書；主編《皇漢醫學叢書》（1937 年出版），收錄漢籍醫書四百多種。1949 年舉家遷到香港，繼續行醫，刊行《中國醫學史圖鑑》（1968 年），此書亦題《中國醫學史》（1969 年），有英譯本。1978 年又應日本講談社之邀，編纂《中國藥學大典》。1985 年退隱，移居美國洛杉磯。

陳存仁撰寫了《銀元時代生活史》（1973 年）和《抗戰時代生活史》（1988 年）兩部關於舊上海生活的書，當中有不少醫藥界軼聞，後由上海人民出版社於 2000 年至 2001 年重刊，可以作為中國近代醫學史研究的史料看待；陳存仁的另一著作《我的醫務生涯》（桂林：廣西師範大學出版社，2007 年），更集中地記述了醫界大事和個人閱歷。

六、馬伯英中醫文化史兩種

馬伯英、高晞、洪中立著《中外醫學文化交流史》（上海：文匯出版社，1993 年），凡五十四萬字，是系統探討中外醫學文化交流的重要著作，共十五章，分別敘述中國與朝鮮、日本、印度、阿拉伯等東方國家的醫

學交流經過，又以近半篇幅討論中國與西方醫學接觸及其相互影響。正如本書副題「中外醫學跨文化傳通」所示，作者從中探索一些醫學跨文化傳通的規律和效果。

馬伯英著《中國醫學文化史》（上海：人海人民出版社，1994 年），分為四編：（一）中國醫學起源的文化背景；（二）哲學、宗教及政治對醫學的浸融；（三）生態環境、科技及一般文化習俗中的醫學；（四）醫學中的文化激蕩與漩渦。全書共二十四章，六十三萬字，內容旨在揭示中國古代文化與醫學之間的聯繫，較全面地為這方面的研究提供了參考。新版分上、下兩冊，共一百七十四萬字，於 2010 年出版，是這方面的代表作。

七、陸敏章等編著《中國醫學通史》

由陸敏章（主任委員）、李經緯（常務副主任委員）及多位專家學者合力編寫的《中國醫學通史》（北京：人民衛生出版社，2000 年），是現時最具規模的中國醫學史著作，共四百餘萬字，分為四卷：

一、李經緯、林昭庚主編《中國醫學通史·古代卷》，內容從原始社會至 1840 年。

二、鄧鐵濤、程之範主編《中國醫學通史·近代卷》，內容從 1840 年至 1949 年。

三、蔡景峯、李慶華、張冰浣主編《中國醫學通史·現代卷》，內容從 1949 年至 1995 年。

四、傅維康、李經緯、林昭庚主編《中國醫學通史·文物圖譜卷》，收錄古代至 1995 年間的醫史文物

圖片近一千幅。

全書內容涵蓋了中醫、西醫、中西醫結合、藏醫、蒙醫、維吾爾醫、壯醫、朝醫、傣醫、彝醫等中國各民族醫學、軍事醫學、法醫學，以及香港、澳門、台灣地區醫學的全部歷史。

八、中國醫學史教科書

近五六十年來，各大中醫學院及專家學者編著了多種中國醫學史教科書，供醫科學生研習之用。較早期的，有北京中醫學院主編《中國醫學史講義》（香港：醫藥衛生出版社，1968 年）及《中國醫學史》（上海：上海科技出版社，1978 年）。其後出版的，有甄志亞、傅維康主編《中國醫學史》（上海：上海科技出版社，1984 年）及陝西中醫學院主編《中國醫學史》（貴陽：貴州人民出版社，1988 年）。

綜括中外醫學發展歷程的，有郭成圩主編《醫學史教程》（成都：四川科學技術出版社，1987 年）、姒元翼等主編《醫學史》（武漢：湖北科學技術出版社，1988 年）、程之範主編《中外醫學史》（北京：北京醫科大學、中國協和醫科大學聯合出版，1997 年）等。

進入二十一世紀以來，續有中國醫學史教材編印出版，內容更見豐富及有條理系統，茲介紹其中兩種如下：

一、常存庫主編《中國醫學史》（北京：中國中醫藥出版社，2002 年），供中醫藥類專業用，〈緒論〉以

下，分為八章：一、醫藥的起源；二、早期醫藥經驗
與中醫學術方向，夏代至春秋（公元前 21 世紀至公
元前 476 年）；三、中醫學術體系的建立，戰國至三國
（公元前 475 年—公元 265 年）；四、醫學各科的充分
發展，兩晉至五代（公元 265 年—960 年）；五、臨床
經驗的總結與理論昇華，宋代至元代（公元 960 年—
1368 年）；六、中醫學的鼎盛與創新，明代至清代鴉
片戰爭前（公元 1368 年—1840 年）；七、中西醫學的
交匯與衝突，鴉片戰爭至中華人民共和國成立（公元
1840 年—1949 年）；八、中醫學的新生，中華人民共
和國成立後（公元 1949 年以來）。

此書初版後，於 2007 修訂，增加了一些相關內
容，以利於學生思考。正如〈再版前言〉所說，「教材
建設是一項長期而艱巨的系統工程」，要質量有所提
高，「就要接受教學實踐的檢驗」。

二、吳鴻洲主編《中國醫學史》（上海：上海科學
技術出版社，2010 年），供中醫藥類、中西醫結合等專
業用，全書共分十章：一、原始社會的醫療活動；二、
夏～春秋時期的醫學；三、戰國～東漢時期的醫學；
四、魏晉南北朝的醫學；五、隋唐五代時期的醫學；六、
宋金元時期的醫學；七、明代的醫學；八、清代的醫學；
九、民國時期的醫學；十、中華人民共和國成立以來的
醫藥學。附錄〈中醫藥大事年表〉。

本書〈前言〉指出：「一綱多本、形式多樣是高等

教育教材改革的重要內容之一，教材質量的高低直接影響到人才的培養。」科學性更強、教學效果更好、更符合現代中醫藥院校教學的教材，必須予以高度重視。

傷寒論 全

清光樓梓

和訓傷寒論序

鑿者仁術也生夫容易哉
明醫術者求諸技人無稼
夫療病救民兮猶治國利
物至錢石灸尖所施百...

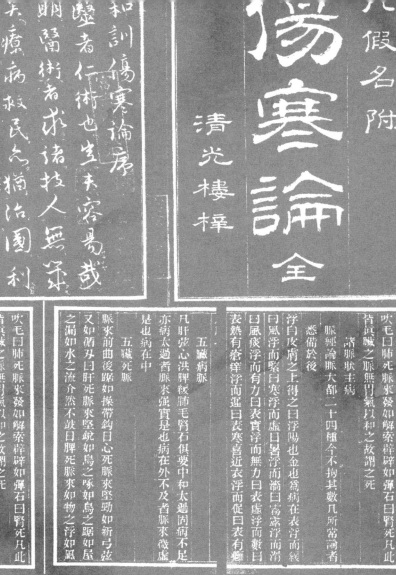

吹毛曰肺死脈來發如解索辟碎如彈石曰腎死凡此
皆真藏之脈無胃氣以和之故謂之死
諸經論脈大都二十四種今不拘其數凡所常論者

浮曰皮膚之上得之曰浮陽也金也為病在表浮而緩
曰風浮而緊曰寒浮而虛曰暑浮而...曰濕曰熱浮而消
曰風痰浮而有力曰表實浮而無力曰表虛浮而數曰
裏熱有瘡痒浮而遲曰裏寒喜近衣浮而促曰表有難
悉備於後
脈經論脈大都二十四種今不拘其數凡所常論者

五臟病脈

凡肝弦心洪脾緩肺毛腎石俱要中和太過固病不足
亦病太過者脈來強實是也病在外不及者脈來微虛
是也病在中

五臟死脈

脈來前曲後踞如操帶鈎曰心死脈來堅勁如新弓弦
又如循刀刃曰肝死脈來銳如鳥之喙如鳥之踞如屋
之漏如水之流介然不鼓曰脾死脈來如物之浮如風

吹毛曰肺死脈來發如解索辟碎如彈石曰腎死凡此
皆真藏之脈無胃氣以和之故謂之死
諸經論脈大都二十四種今不拘其數凡所常論者

補注黃帝內經素問卷第一

新校正云按王氏不解所以名素問之義及
...

黃帝內經

附錄一：中醫藥名數及集稱

名數 / 集稱	事項 / 説明
一服	指服一次藥。一服、二服、三服……，餘類推。
一煎	指一付藥用水煮一次。一煎、二煎、三煎……，餘類推。
一綱四説	中醫學醫理。「一綱」指：陰陽五行學説；「四説」指：臟象學説、氣血三寶學説、經絡學説、病因證候説。
二火	肺火、心火。
二氣	陰氣、陽氣。
三伏	一年之中最熱的時候：初伏、中伏、末伏。
三寶	1 精、氣、神。2 養生術語，內丹家指：元精、元氣、元神。
四診	中醫四種診斷方法：望診、聞診、問診、切診。
四氣五味	四種藥性和五種藥味。「四氣」指：寒、熱、溫、涼。「五味」指：辛、酸、甘、苦、鹹。
五行	五種物質：水、火、木、金、土。「行」是運行不息的意思。
五體	肢體的五個主要組成部分：筋、脈、肉、皮、骨。
五主	五臟與體內組織或系統的聯繫：心主脈、肺主皮、肝主筋、脾主肉、腎主骨。
五官	五個器官：鼻、眼、口唇、舌、耳。「五官」是五臟的外候：鼻為肺之官、目為肝之官、口唇為脾之官、舌為心之官、耳為腎之官。
五勞	1 五臟勞損：心勞、肝勞、脾勞、肺勞、腎勞。2 心志勞損：志勞、思勞、心勞、憂勞、瘦勞（疲勞）。3 因五種行為過勞而致病：久視、久臥、久坐、久立、久行。
五臟	五個臟器：心、肝、脾、肺、腎。「五臟」具有藏精氣的功能。
六腑	六個器官：膽、胃、小腸、大腸、三焦、膀胱。「六腑」有出納、轉輸、轉化水穀的共同功能。
六氣	自然界六種氣候：風、寒、暑、濕、燥、火。
六淫	「六氣」反常，或為外感病的致病因素時，稱為「六淫」，又稱「六邪」，即六種病邪：風邪、寒邪、暑邪、濕邪、燥邪、火邪。
七情	中醫稱為「情志」，即現時所説的情緒反應：喜、怒、憂、思、悲、恐、驚。
七方	中醫方劑學對方劑的一種分類法：大方、小方、緩方、急方、奇方、偶方、複方。
七傷	七種勞傷的病因：憂愁思慮傷心，大怒氣逆傷肝，大飽傷脾，形寒、飲冷傷肺，強力舉重、久坐濕地傷腎，恐懼、不節傷志，風雨寒暑傷形。
七竅	人體頭面部七個孔竅：雙眼、兩耳、兩個鼻孔、口。

名數 / 集稱	事項 / 説明
八綱	八類證候：陰、陽、表、裏、寒、熱、虛、實。陰陽指疾病的類別，表裏指病變部位的深淺，寒熱指疾病的性質，虛實指邪正雙方的消長盛衰。
九針	九種針具：鑱針、圓針、鍉針、鋒針、鈹針、圓利針、毫針、長針、大針。
九刺	用不同的九種針具在不同的部位取穴施治：輸刺、遠道刺、經刺、絡刺、分刺、大瀉刺、毛刺、巨刺、焠刺。
九思	面對社會的九種思想活動：思明、思聰、思溫、思泰、思忠、思敬、思問、思難、思義。出自《論語》，亦為氣功術語。
十問	中醫問診的十項重點內容：一問寒熱二問汗，三問頭身四問便，五問飲食六問胸，七聾八渴俱當辨，九因脈色察陰陽，十從氣味音神見。見張介賓《景岳全書》。
十劑	中醫學對方劑功用的分類方法：宣劑、通劑、補劑、泄劑、輕劑、重劑、滑劑、澀劑、燥劑、濕劑。
十少訓	養生歌訣：少肉多菜、少糖多果、少鹽多醋、少食多嚼、少衣多浴、少言多行、少慾多施、少車多行、少憂多眠、少怒多笑。
養生十要	養生歌訣：面要常擦、目要常揩、耳要常彈、齒要常叩、背要常暖、胸要常護、腹要常摩、足要常搓、津要常咽、睡要常曲。見《壽世傳真》。
十二經脈	經絡系統的主體，對稱地分佈在人體上、下肢前、中、後各部，有陰經、陽經、手經、足經之分，包括：「手三陰經」(手太陰肺經、手厥陰心包經、手少陰心經)，「手三陽經」(手陽明大腸經、手少陽三焦經、手太陽小腸經)，「足三陰經」(足太陰脾經、足厥陰肝經、足少陰腎經)，「足三陽經」(足陽明胃經、足少陽膽經、足太陽膀胱經)。
十四經	經絡系統的主要部分，即「十二經脈」加上任脈、督脈。
炮炙十七法	中藥炮製學上傳統的十七種炮製方法：炮、炙、煨、炒、煅、煉、制、度、飛、伏、鎊、摋、曝、曝、露、燀、煿。見繆希雍等的《炮炙大法》。

附錄二：中草藥的命名類別

	命名根據	中草藥
1	因形得名	人參、牛膝、鳶尾、猴頭菌、猴棗、射乾、烏頭、百合、貝母、天南星、白頭翁、銀杏
2	因性狀得名	向日葵、睡蓮、急性子、含羞草、落花生、荔枝
3	因色而得名	紅芪、紅花、紅棗、紅參、紅大戟、赤芍、赤小豆、赤石脂、丹參、丹皮、朱砂、紫草、紫蘇、紫河車、紫荊皮、紫石英、黃連、黃柏、黃芩、黃芥子、大黃、雄黃、硫黃、蒲黃、姜黃、藤黃、牛黃、白芍、白果、白芷、白及、白豆蔻、白蒺藜、白芥子、白附子、白鮮皮、黑料豆、黑芝麻、黑胡椒、烏梅、烏梢蛇、玄參、皂角、青皮、青蒿、青龍齒、青娘子、大青葉、赭石、絳礬、棕兒茶、綠銅、金櫻子、銀耳、玉蘭
4	因氣味得名	香薷、香櫞、香菇、木香、藿香、茴香、丁香、沉香、檀香、麝香、臭梧桐、臭牡丹、臭椿、魚腥草、雞屎藤、敗醬草、甘松、辛夷、細辛、辣蓼、酸模、酸橙、酢醬草、苦參、苦丁茶、苦杏仁、苦楝皮、甘草、甘松、甜石蓮、甜茶、甜杏仁、甜瓜、淡竹葉、淡竹茹、淡豆豉、鹹秋石、鹹大芸、龍膽草、大戟、五味子
5	因質地得名	厚樸、木瓜、石蓮子、泡桐、桔梗、枳實、枳殼、海螵蛸、桑螵蛸、木防己、粉防己
6	因鮮陳得名	鮮生地、鮮石斛、鮮蘆根、陳皮、陳倉米、陳棕炭
7	因生長季節得名	迎春花、半夏、夏枯草、六月雪、秋海棠、八月炸、冬青、臘梅花、四季青、月季花
8	因生長環境得名	土鱉蟲、地龍、石韋、石菖蒲、石斛、石耳、絡耳藤、水楊梅、水蘇、水仙、水菖蒲、田皂角、田基黃、山茱萸、山藥、山慈菇、松蘿、松鼠、瓦松、木耳、壁虎、海馬、海藻、海參、澤蘭、車前草、竹黃、桑寄生
9	因產地得名	川烏、川芎、川貝母、廣藿香、廣佛手、廣木香、廣地龍、關木通、關鹿茸、關白附、遼細辛、遼人參、浙貝母、杭菊、杭白芍、于白朮、溫鬱金、金香附、懷地黃、懷牛膝、懷山藥、懷菊花、東山楂、東白薇、蘇薄荷、蘇敗醬、建澤瀉、建神曲、建蓮子、建君子、江枳殼、雲木香、雲當歸、南沙參、南五加皮、北豆根、北五味子、鳳丹皮、亳白芍、滁菊花、宣木瓜、徽白朮、霍山石斛、阿膠、菜陽參、信石、路黨參、秦艽、秦皮、吳茱萸、蘄蛇、蘄艾、安息香、天竺黃、呂宋子、高麗參、安南子、西洋參

	命名根據	中草藥
10	因加工炮炙得名	炒白朮、炒白芍、炙甘草、炙紫菀、炮薑、炮山甲、煅磁石、煅龍骨、焦山楂、焦神曲、側柏炭、血餘炭、飛朱砂、飛滑石、麥芽、穀芽、製川烏、製半夏、朱茯神、朱燈心
11	因藥用部位得名	板藍根、葛根、白茅根、葦莖、桑枝、桂枝、紫蘇梗、鈎藤、桑白皮、牡丹皮、艾葉、荷葉、洋金花、芫花、白果、青果、芡實、訶子、馬錢子、鬱李仁、火麻仁、透骨草、益母草、水牛角、虎骨、蛇膽、皂角刺
12	因性能功效得名	升麻、狼毒、番瀉葉、夜明砂、大風子、骨碎補、防風、尋骨風、澤瀉、石決明、決明子、千里光、透骨草、接骨木、威靈仙、千年健、救必應、王不留行、肉蓯蓉、當歸、續斷、陽起石、益母草、益智仁、遠志、大活血、斷血流、腹水草、砒霜、莨菪、鬧羊花、硇砂、氯化銨、鈎吻
13	因用量得名	三分三、三錢三、八厘麻、七厘丹
14	因生活用途得名	燈心草、指甲花、芡實、茴香、醉魚草、佩蘭
15	因人名得名	徐長卿、何首烏、劉寄奴、杜仲、使君子、韓信草、虞美人、葛仙米、天師粟、禹餘糧
16	因避諱得名	薯蕷改名山藥、玄胡索改名元胡索
17	因譯音得名	訶子、蓽蕟、蓽澄茄、密陀僧、蒔蘿、沒藥、阿魏、沒食子、押不蘆、茉莉
18	因故事傳說得名	降香、蛇含、蛇莓、鹿銜草、琥珀、蛇床子、望月砂、夜交藤、淫羊藿、獨活、牽牛子

附錄三：數字命名中藥及方劑

數字	中藥及方劑
一	一點紅，一葉萩，一橫黃花，雪上一枝蒿，一米珠，一綠散，一捻金，一粒金丹，一陰煎，一貫煎，一盤珠湯，一物獨活湯，一物瓜蒂湯，諸瘡一掃光，一號癬藥水，驅蛔湯一號
二	二妙散，二妙丸，二至丸，二氣丹，二陰煎，二陳湯，二仙湯，二冬湯，二鮮飲，珠玉二寶粥，兩頭尖，兩面針，兩地湯，龜鹿二仙膠，歸地二陳湯
三	三七，三棱，三白草，三分三，三顆針，菊三七，天三七，三丫苦，三葉青，刺三甲，三陰煎，三仙丹，三仙散，三聖散，三妙丸，三物備急丸，三才封髓丹，三腎丸，三建丹，三黃涼膈散，三棱煎丸，三品一條槍，三脘痞氣丸，三黃二香散，三生飲，三石湯，三子湯，三消湯，三仁湯，三化湯，三抝湯，三物香薷飲，三物黃芩湯，三黃四物湯，三子義親湯，四陽三建湯
四	四季清，四苓散，四逆散，四陰煎，四神丸，四生丸，四斤丸，四海舒鬱丸，四逆湯，四磨湯，四七湯（七氣湯），四物湯，四君子湯，四妙勇安湯，四苓合芩芍湯，四獸飲，四順清涼飲子，當歸四逆湯，解毒四物湯，四烏鰂一蘆茹丸，四逆加人參湯
五	五加皮，五味子，五倍子，五靈脂，刺五加，五指毛桃根，五膽膏，五陰煎，五淋散，五苓散，五積散，五皮散，五福化毒丹，五精丸，五仁丸，五精衍宗丸，五色兌金丸，五汁一枝煎，五皮飲，五汁飲，五福飲，五汁安中飲，五味消毒飲，五磨飲子，五瘰湯，五加皮藥酒，五虎追風散
六	六軸子，六一散，六神丸，六合定中丸，六味地黃丸，六和湯，六鬱湯，六君子湯，當歸六黃湯，黃芪六一湯，六味回陽飲，六味香薷飲
七	七葉蓮，桃耳七，芋兒七，七星劍，七葉一枝花，七製香附丸，七厘散，七寶美髯丹，蔥白七味飲，七氣湯（四七湯），大七氣湯，七味白术散
八	八角楓，八角茴香，八月札，八仙膏，八正散，八厘散，八將丹，八寶紅靈丹，八寶治紅丹，八仙長壽丸，八珍湯，八寶眼藥
九	九里香，九香蟲，九節菖蒲，九天貢膠（阿膠），九仙散，九一丹，九龍丹，九轉黃精丸，九痛丸，九氣拈痛丸，九味羌活湯
十	十大功勞葉，十灰丸，十灰散，托里十補散，十香暖臍膏，十香丸，十全大補丸，十全大補湯，十棗湯，十神湯，十全育真湯，十味建中湯，十味香薷飲
十四	十四友丸，十四味建中湯
十八	十八味神藥，十八味丁沉透膈湯
百	百合，百步，百部，百蕊草，百花煎，百藥煎，百合湯，百合固金丸
千	千金子，千里光，千層塔，千年健，千金藤，千屈葉，千金散，千金羊肉湯，千金葦莖湯，千金封臍膏，千金保胎膏
萬	萬年青，萬全丸，萬全膏，萬應靈丹，萬病解毒丹，萬病回春丹

附錄四：歷代醫家字號及別稱

時期 / 朝代	醫家	生活年代	字號及別稱
上古至漢代	岐伯	黃帝時期	岐天師
	秦越人	約公元前 407 — 前 310 年	扁鵲
	盧醫	戰國時期	盧氏
	安期生	秦代	安期，安期先生
	陽慶	秦漢間	楊慶，公乘陽慶
	淳于意	約公元前 205 — 前 150 年	太倉公，倉公
	蘇耽	西漢，公元前二世紀	蘇仙
	壺翁	西漢末、東漢初，一世紀初	壺公
	華佗	141 — 208 年	華旉，華元化（外科始祖）
	張機	約 150 — 219 年	張仲景（醫聖）
	董奉	三國吳，二至三世紀	董仙
魏晉至五代	王叔和	180 — 270 年	王熙
	皇甫謐	215 — 282 年	皇甫靜，皇甫士安
	葛洪	約 284 — 364 年	抱朴子
	范汪	308 — 372 年	范東陽
	王珉	351 — 388 年	王季琰
	胡道合	南朝宋	胡洽
	羊欣	359 — 433 年	羊敬元
	釋曇鸞	南北朝時期	釋鸞
	甘睿之	南朝梁	甘濬之
	陶弘景	456 — 536 年	陶通明
	雷斆	南朝宋，約五世紀	雷公
	姚僧垣	498 — 583 年	姚法衛
	李修	北朝北魏，六世紀	李思祖
	許胤宗	約 536 — 626 年	許引宗
	孫思邈	581 — 682 年	（藥王）
	韋訊	644 — 741 年？	韋慈藏（藥王）
	韓維康	唐代，七世紀	韓文海
	宇妥 · 元丹貢布	708 — 833 年	宇陀寧瑪 · 元丹貢布 · 宇陀
	劉禹錫	772 — 842 年	劉夢得
	李珣	855 — 約 930 年	李德潤
	陳士良	五代十國南唐，十世紀	陳仕良

時期／朝代	醫家	生活年代	字號及別稱
宋遼金元時期	孫尚	北宋，十一世紀	孫用和
	王惟一	約 987－1067 年	王惟德
	蘇頌	1020－1101 年	蘇子容
	沈括	1031－1095 年	沈存中
	錢乙	約 1032－1113 年	錢仲陽（兒科之聖）
	龐安時	約 1043－1100 年	龐安常
	宋道方	1048－1118 年	宋毅叔
	董汲	北宋，十一至十二世紀	董及之
	史堪	北宋，十一至十二世紀	史載之
	王貺	北宋，十一至十二世紀	王況
	唐慎微	約 1056－1136 年	唐審元
	朱肱	北宋，十一至十二世紀	朱翼中
	楊介	約 1060－1130 年	楊吉老
	嵇清	南宋，十二世紀	嵇仁伯
	劉昉	？－1150 年	劉方明
	許叔微	1079－1154 年	許知可
	郭雍	1106－1187 年	郭子和
	王執中	南宋，十二世紀	王叔權
	王克明	1112－1178 年	王彥昭
	張杲	約 1149－1227 年	張季明
	程迥	南宋，十二世紀	程可久
	李迅	南宋，十二至十三世紀	李嗣立
	劉完素	約 1120－1200 年	劉河間
	宇陀薩瑪·元丹貢布	1126－1202 年	新宇陀，後宇陀，小宇陀
	陳言	1131－1189 年	陳無擇
	張元素	1151－1234 年	張潔古
	張從正	約 1156－1228 年	張子和
	李杲	1180－1251 年	李東垣
	麻九疇	1183－1232 年	麻知幾
	常德	金代，十三世紀	常仲明
	宋慈	1186－1249 年	宋惠父
	陳衍	約 1190－1257 年	陳萬卿

時期／朝代	醫家	生活年代	字號及別稱
	竇默	1196－1280 年	竇杰，竇漢卿
	嚴用和	約 1200－1267 年	嚴子禮
	楊士瀛	南宋，十三世紀	楊仁齋
	張璧	金元間，十二至十三世紀	雲岐子
	羅天益	1220－1290 年	羅謙甫
	劉光大	元代，十三至十四世紀	劉宏甫
	劉哈剌巴都魯	？－1295 年	劉哈喇八都魯
宋遼金元時期	王好古	約 1200－1327 年	王進之
	忽公泰	元代	忽泰必烈
	羅知悌	約 1243－1327 年	羅子敬
	葛應雷	元初，十三至十四世紀	葛震父
	曾世榮	1253－？年	曾德顯
	杜本	1276－1350 年	杜伯原，杜清碧
	危亦林	1277－1347 年	危達齋
	朱震亨	1281－1358 年	朱丹溪
	趙良仁	1304－1373 年	趙良
	滑壽	1304－1386 年	滑伯仁
	葛乾孫	1305－1353 年	葛可久
	項昕	元代，十四世紀	項彥章
	戴思恭	1324－1405 年	戴原禮
	王履	1332－1391 年	王安道
	樓英	1332－1402 年	樓全善
	虞摶	1438－1517 年	虞天民
	王綸	1453－1510 年	王汝言
明至清代中期	薛鎧	明代，十五至十六世紀	薛良武
	談允賢	1461－1556 年	楊談允賢
	汪機	1463－1539 年	汪石山
	薛己	1487－1559 年	薛立齋
	萬全	1495－1580 年	萬密齋
	江瓘	1503－1565 年	江民瑩
	方廣	明代，約十六世紀	方約之
	高武	明代，約十六世紀	高梅孤
	馬蒔	明代，十六世紀	馬仲化

時期／朝代	醫家	生活年代	字號及別稱
	李梴	明代，十六世紀	李健齋
	李時珍	1518－1593 年	李東璧，李瀕湖
	徐春甫	1520－1596 年	徐汝元
	龔廷賢	明代，十六至十七世紀	龔子才
	孫一奎	明代，六至十七世紀	孫文垣
	楊濟時	1522－1620 年	楊繼洲
	方有執	1523－1593 年	方中行
	繆希雍	1546－1627 年	繆仲淳
	王肯堂	1549－1613 年	王宇泰，王損庵
	吳昆	1551－1620 年	吳崑，吳鶴皋
	陳司成	約 1551－？年	陳九韶
	陳實功	1555－1636 年	陳毓仁，陳若虛
	張介賓	1563－1640 年	張景岳
	盧復	明末，十六至十七世紀	盧不遠
明至清代中期	秦昌遇	明末，十七世紀	秦景明
	傅仁宇	明末，十七世紀	傅允科
	喻昌	1585－約 1664 年	喻嘉言
	吳有性	1587－1657 年	吳又可
	李中梓	1588－1655 年	李士材
	張遂辰	約 1589－1668 年	張卿子
	傅山	1607－1684 年	傅青竹，傅青主
	方以智	1611－1671 年	方密之
	周揚俊	明末清初，十七世紀	周禹載
	張志聰	約 1610－1674 年	張隱庵
	汪昂	1615－1695 年	汪訒庵
	張璐	1617－1699 年	張路玉
	柯琴	約 1618－？年	柯韻伯
	高斗魁	1623－1670 年	高鼓峰
	汪琥	清初，十七世紀	汪苓友
	李用粹	清初，十七世紀	李惺庵
	李延昰	1628－1697 年	李期叔
	呂留良	1629－1683 年	呂晚村
	馬俶	1634－1714 年	馬元儀
	高世栻	1637－？年	高士宗

時期／朝代	醫家	生活年代	字號及別稱
明至清代中期	戴天章	清代，十七世紀中至十八世紀初	戴麟郊
	薛雪	1661－1750 年	薛生白
	葉桂	1667－1746 年	葉天士
	王維德	1669－1749 年	王洪緒
	尤怡	？－1749 年	尤在涇
	吳謙	清代，十七至十八世紀	吳六吉
	徐大椿	1693－1771 年	徐靈胎
	沈金鰲	1717－1776 年	沈芊綠，沈汲門
	趙學敏	約 1719－1805 年	趙恕軒，趙依吉
	魏之琇	1722－1772 年	魏玉璜
	鄭宏綱	1727－1787 年	鄭梅澗
	陳復正	1736－1795 年	陳飛霞
	余霖	清代，十八世紀	余師愚
	陳念祖	1753－1823 年	陳修園
	吳瑭	1758－1836 年	吳鞠通
	程文囿	清代，十八至十九世紀	程杏軒
	章楠	清代，十八至十九世紀	章虛谷
	王清任	1768－1831 年	王全任
	林佩琴	約 1772－1839 年	林珮琴，林雲和
晚清至現代	王泰林	1798－1862 年	王旭高
	費伯雄	1800－1879 年	費晉卿
	陸以湉	1802－1865 年	陸定圃
	吳尚先	約 1806－1886 年	吳師機
	王士雄	1808－1868 年	王孟英
	陸懋修	1818－1886 年	陸九芝
	朱沛文	清代，十九世紀中	朱少廉
	馬文植	1820－1898 年	馬培之
	雷豐	約 1833－1888 年	雷少逸
	陳蓮舫	1840－1914 年	陳秉鈞
	柳寶詒	1842－1901 年	柳谷孫
	張乃修	1844－1905 年	張聿青
	余景和	1847－1907 年	余聽鴻
	費承祖	1851－1914 年	費繩甫
	周學海	1856－1906 年	周澂之

時期／朝代	醫家	生活年代	字號及別稱
	張錫純	1860－1933 年	張壽甫
	楊如侯	1861－1928 年	楊百城
	何廉臣	1861-1929 年	何炳元
	傅嬾園	1861－1931 年	傅崇黻
	唐宗海	1862－1918 年	唐容川
	莫枚士	1862－1933 年	莫文泉
	金韻梅	1864－1934 年	金雅妹
	丁澤周	1865－1926 年	丁甘仁
	曹家達	1866－1937 年	曹穎甫
	金有恆	1870－1921 年	金子久
晚清至現代	朱松慶	1872－1938 年	朱南山
	張壽頤	1873－1934 年	張山雷
	裘慶元	1873－1947 年	裘吉生
	蔣維喬	1873－1958 年	蔣竹莊
	惲樹玨	1878－1935 年	惲鐵樵
	余巖	1879－1954 年	余雲岫
	謝觀	1880－1950 年	謝利恆
	焦易堂	1880－1950 年	焦希孟
	黃竹齋	1886－1960 年	黃維翰
	陳邦賢	1889－1976 年	陳冶愚
	陸淵雷	1894－1955 年	陸彭年
	承澹安	1899－1957 年	承淡安
	岳美中	1900－1982 年	岳鍾秀
	章成之	1903－1959 年	章次公

附錄五：歷代醫籍簡稱及別稱

時期／朝代	醫籍	簡稱及別稱
上古至漢代	《萬物》	《雜方》
	《黃帝內經》	《內經》（包括《素問》和《靈樞》）
	《素問》	《黃帝內經素問》
	《靈樞》	《靈樞經》，《九卷》，《九靈》，《九墟》，《針經》，《黃帝針經》
	《神農本草經》	《神農本草》，《本草經》，《本經》
	《難經》	《黃帝八十一難經》
	《治百病方》	《武威漢代醫簡》
	《周易參同契》	《參同契》
	《傷寒雜病論》	《傷寒卒病論》（分為《傷寒論》及《金匱要略》）
	《金匱要略》	《金匱要略方論》
	《名醫別錄》	《別錄》
	《顱囟經》	《師巫顱囟經》
魏晉至五代	《針灸甲乙經》	《黃帝三部針灸甲乙經》，《甲乙經》
	《肘後備急方》	《肘後救卒方》，《肘後方》
	《劉涓子鬼遺方》	《神仙遺論》，《鬼遺方》
	《小品方》	《經方小品》
	《黃帝內經太素》	《太素》
	《諸病源候論》	《諸病源候總論》，《巢氏病源》
	《千金要方》	《備急千金要方》，《千金方》
	《新修本草》	《唐本草》
	《食療本草》	《補養方》
	《本草拾遺》	《拾遺》，《陳藏器本草》
	《外台秘要》	《外台秘要方》，《外台》
	《醫學大全》	《門杰親木》
	《月王藥診》	《門杰代維哈布》，《索瑪拉扎》
	《四部醫典》	《醫方四續》，《據悉》
	《理傷續斷方》	《仙授理傷續斷秘方》
	《經效產寶》	《產寶》
	《日華子諸家本草》	《日華子本草》，《日華子》
	《王叔和脈訣》	《脈訣》
	《蜀本草》	《重廣英公本草》

時期／朝代	醫籍	簡稱及別稱
宋遼金元時期	《開寶本草》	《開寶新詳定本草》及《開寶重定本草》的統稱
	《太平聖惠方》	《聖惠方》
	《銅人腧穴針灸圖經》	《新鑄銅人腧穴針灸圖經》，《銅人經》
	《博濟方》	《王氏博濟方》
	《月光》	《集要廣注・詞義月光》
	《嘉祐補注神農本草》	《嘉祐本草》
	《本草圖經》	《嘉祐圖經本草》，《圖經本草》
	《養老奉親書》	《奉親養老書》，《養老全書》
	《經史證類備急本草》	《經史證類大觀本草》，《重修政和經史證類備用本草》，《證類本草》
	《史載之方》	《指南方》
	《十產論》	《十產證論》
	《存真圖》	《存真環中圖》
	《類證活人書》	《南陽活人書》
	《中藏經》	《華氏中藏經》
	《產育寶慶集方》	《產科經驗寶慶集》，《產育保慶方》
	《和劑局方》	《局方》，《太醫局方》，後改名《太平惠民和劑局方》
	《聖濟總錄》	《政和聖濟總錄》
	《小兒藥證直訣》	《錢氏小兒藥證直訣》，《小兒藥證真訣》
	《衛濟寶書》	《外科癰疽方》
	《蘇沈良方》	《蘇沈內翰良方》
	《良方》	《沈存中良方》
	《蘇學士方》	《醫藥雜說》
	《普濟本事方》	《類證普濟本事方》，《許學士類證普濟本事方》，《本事方》
	《小兒衛生總微論方》	《保幼大全》，《保嬰大全》
	《黃帝素問宣明論方》	《醫方精要宣明論》，《宣明論方》
	《三因極一病證方論》	《三因極一病源論粹》，《三因方》
	《脈訣》	《崔氏脈訣》，《紫虛脈訣》
	《河間全書》	《劉河間傷寒三論》，包括：《素問玄機原病式》，《宣明論方》，《素問病機氣宜保命集》
	《針灸資生經》	《資生經》
	《婦人大全良方》	《婦人良方大全》，《婦人良方集要》，《婦人良方》

時期／朝代	醫籍	簡稱及別稱
宋遼金元時期	《外科精要》	《外科寶鑑》
	《仁齋直指方論》	《仁齋直指》
	《秘傳眼科龍木論》	《秘傳眼科龍木總論》，《眼科龍木論》
	《臟腑標本藥式》	《臟腑標本寒熱虛實用藥式》
	《標幽賦》	《針經標幽賦》
	《永類鈐方》	《錫類鈐方》
	《針灸四書》	包括：《子午流注針經》，《黃帝明堂灸經》，《針灸指南》，《灸膏肓腧穴法》
	《敖氏傷寒金鏡錄》	《傷寒金鏡錄》，《外傷金鏡錄》
	《金匱鈎玄》	《金匱鈎元》
明至清代中期	《醫經溯洄集》	《溯洄集》
	《原機啟微》	《元機啟微》
	《醫史》	《李濂醫史》
	《針灸聚英》	《針灸問答》
	《萬氏女科》	《萬氏婦人科》
	《萬密齋醫學全書》	《萬密齋醫書十種》，包括：《保命歌括》，《傷寒摘錦》，《養生四要》，《萬氏女科》，《幼科發揮》，《片玉新書》，《育嬰秘訣》，《痘疹心法》，《片玉痘疹》，《廣嗣紀要》
	《古今醫統大全》	《古今醫統》
	《瘡瘍經驗全書》	《竇氏外科全書》
	《薛氏醫案》	《薛氏醫案二十四種》，其中薛己撰著的十種：《內科摘要》，《女科撮要》，《保嬰金鏡》，《外科發揮》，《外科心法》，《外科樞要》，《正體類要》，《口齒類要》，《癘瘍機要》，《外科經驗方》；薛鎧撰著的一種，即《保嬰撮要》
	《赤水玄珠全集》	《赤水玄珠》，《孫氏醫書三種》，包括：《赤水玄珠》，《醫旨緒餘》，《孫氏醫案》
	《明醫指掌》	《明醫指掌圖》
	《針灸大成》	《針灸大全》
	《古今醫統正脈全書》	《醫統全書》
	《小兒推拿方脈全書》	《小兒推拿活嬰全書》，《小兒推拿秘旨》
	《證治準繩》	《六科證治準繩》，《六科準繩》
	《女科證治準繩》	《女科準繩》
	《瘍醫證治準繩》	《瘍醫準繩》，《外科準繩》
	《活幼心法》	《活幼心法大全》
	《醫貫》	《醫無閭子醫貫》

時期／朝代	醫籍	簡稱及別稱
明至清代中期	《先醒齋醫學廣筆記》	《醫學廣筆記》，《先醒齋筆記》
	《痰火點雪》	《紅爐點雪》，《爐火點雪》
	《審視瑤函》	《眼科大全》，《傅氏眼科審視瑤函》，《審視瑤函眼科大全》
	《一草亭目科全書》	《一草亭眼科全書》
	《尚論篇》	《尚論張仲景傷寒論重編三百九十七法》
	《壽世青編》	《壽世編》
	《小兒推拿廣意》	《推拿廣意》，《兒科推拿廣意》
	《診宗三昧》	《石頑老人診宗三昧》
	《洞天奧旨》	《外科秘錄》
	《馮氏錦囊秘錄》	《馮氏錦囊》，《錦囊秘錄》
	《律例館校正 · 洗冤錄》	《校正本 · 洗冤錄》
	《顧氏醫鏡》	《顧松園醫鏡》
	《辨證錄》	《辨證冰鑑》
	《古今圖書集成 · 醫部全錄》	《醫部全錄》
	《外科證治全生集》	《外科全生錄》
	《溫熱論》	《溫證論治》，《葉香巖外感溫熱病篇》
	《傷寒論類方》	《傷寒類方》
	《女科輯要》	《沈氏女科輯要》
	《竹林寺三禪師女科三種》	《竹林寺女科全書》，包括：《女科秘要》，《女科旨要》，《女科秘旨》
	《瘋門全書》	《痲瘋全書》
	《喉白闡微》	《咽喉白腐要訣》
晚清至現代	《目經大成》	《目科正宗》
	《喉症全科紫珍集》	《喉科紫珍集》
	《陳修園醫書十六種》	《南雅堂醫書全集》，包括：《靈素節要淺注》，《金匱要略淺注》，《金匱方歌括》，《傷寒論淺注》，《長沙方歌括》，《醫學實在易》，《醫學從眾錄》，《女科要旨》，《神農本草經讀》，《醫學三字經》，《時方歌括》，《時方妙用》，《景岳新方砭》，《傷寒真方歌括》，《傷寒醫學串解》，《十藥神書注解》
	《傅青主女科》	《女科》
	《晶珠本草》	《藥物學廣論》
	《眼科纂要》	《秘傳眼科纂要》
	《醫學衷中參西錄》	《衷中參西錄》

主要參考書目

《中國大百科全書·中醫》，北京：中國大百科全書出版社，2000 年。

《中國醫學百科全書·中醫學》上、中、下卷，上海：上海科學技術出版社，1997 年。

《醫道鏡詮：香港道醫·中醫·中藥文化史略》，香港：中華書局，2022 年。

《辭海》上、中、下冊，上海辭書出版社，2000 年。

上海中醫學院編《中醫學基礎》，香港：商務印書館，2003 年。

中國中醫研究院、廣州中醫學院主編《中醫大辭典》，北京：人民衛生出版社，1995 年。

王君主編《中國醫道》，北京：中國醫藥科技出版社，2002 年。

王雲凱主編《中國名醫名著名方》，石家莊：河北科學技術出版社，1994 年。

任勉芝、李甯漢合著《香港著名中醫人物誌》，香港：世紀文化出版社，2020 年。

李經緯著《中醫史》（增訂版），海口：海南出版社，2022 年。

李經緯、金瀠燊、蔡景峯主編《中醫名詞術語精華辭典》，天津：天津科學技術出版社，1996 年。

肖莉莉著《醫脈相傳 —— 我們的中醫藥文化》，合肥：黃山書社，2001 年。

周佳榮編著《中國醫學史辭典》，香港：中華書局，2002 年。

周佳榮編著《中醫藥一二三 —— 名數及集稱手冊》，香港：開明書店，2003 年。

周鴻艷著《中醫傳承史略》，北京：化學工業出版社，2001 年。

陳可冀、林殷著《國學舉要·醫卷》，武漢：湖北教育出版社，2001 年。

馮天瑜主編《中華文化辭典》，武昌：武漢大學出版社，2001 年。

馮玖主編《橘井傳香：香港中醫文化保育與傳承》，香港：香港註冊中醫學會有限公司，2023 年。

廖育群、楊志超主編《中華驕子 —— 醫聖藥王》，北京：龍門書局，1995 年。

趙璞珊著《中國古代醫學》，北京：中華書局，1997 年。

盧毅非編著《中醫術語小辭典》，台北：泛亞國際文化事業股份有限公司，2001 年。

謝觀等撰著《中國醫學大辭典》，上海：商務印書館，1921 年；北京：商務印書館國際有限公司重印本，1995 年。

醫道傳承

中國醫家及醫籍

周佳榮　著

責任編輯　郭子晴

裝幀設計　簡雋盈

排　　版　陳美連

印　　務　劉漢舉

出版

中華書局（香港）有限公司

香港北角英皇道 499 號北角工業大廈 1 樓 B

電話：（852）2137 2338

傳真：（852）2713 8202

電子郵件：info@chunghwabook.com.hk

網址：http://www.chunghwabook.com.hk

發行

香港聯合書刊物流有限公司

香港新界荃灣德士古道 220 - 248 號

荃灣工業中心 16 樓

電話：（852）2150 2100

傳真：（852）2407 3062

電子郵件：info@suplogistics.com.hk

印刷

美雅印刷製本有限公司

香港觀塘榮業街 6 號海濱工業大廈 4 樓 A 室

版次

2024 年 2 月初版

©2024 中華書局（香港）有限公司

規格

16 開（220mm x 140mm）

ISBN

978-988-8861-17-0